Lottie MARY

ACCOUCHER SANS STRESS

RESTER CALME ET ACCOUCHER SEREINEMENT GRÂCE À L'HYPNOSE

SOMMAIRE

A propos de l'auteur

Je m'appelle Lottie, et j'ai 43 ans.

J'ai eu un accouchement long et difficile à l'hôpital avec mon premier bébé et j'ai senti que j'avais perdu le contrôle de mon corps. Quand je suis tombée à nouveau enceinte, j'ai suivi un cours d'hypnonaissance, ce qui m'a permis de réaliser que l'accouchement n'avait pas besoin d'être médicalisé. Cette fois, je voulais une «naissance libre» calme à la maison, sans sages-femmes, juste une doula, cette femme qui vous soutient tout au long de votre travail.

Un soir, les contractions se sont intensifiées et sont devenues plus fréquentes, alors j'ai appelé ma doula, Sam. J'ai pleuré quand elle est arrivée, non pas de peur, mais parce que j'étais contente de voir une autre femme. Après avoir mis ma petite fille au lit vers 18h30, deux énormes contractions m'ont saisi au niveau du ventre. J'ai descendu les escaliers, me suis penchée sur le canapé pour soulager la pression dans mon estomac et aller ensuite dans ma piscine pour préparer l'événement .

C'était un travail difficile et douloureux, mais la musique relaxante et la lumière des bougies ont contribué à créer la bonne atmosphère. J'ai aussi imaginé une fleur de lys alors que je respirais lentement profondément, ce qui m'a aidé à contrôler mes émotions.

Mais à 21h30, mon humeur a soudainement changé. « Je ne peux pas faire ça », ai-je crié. Ignorant les mots de Sam qui me disait que c'était juste l'étape de « transition » et que j'y étais presque, j'ai supplié d'être emmenée à l'hôpital pour des médicaments. La douleur était soudainement devenue incroyable.

Paniqué, mon mari a appelé les sages-femmes. Pendant ce temps, Sam a suggéré que je me penche pour toucher la tête du bébé.

Je me suis rappelée avoir maintenu ma respiration la plus lente possible, en imaginant des gouttes de pluie dégoulinant d'une fenêtre,et c'était comme si j'avais été transportée dans un autre monde.

Laissant mon corps prendre le dessus, j'ai commencé à pousser, et toute la douleur a disparu. Lorsque les sages-femmes sont arrivées finalement, j'ai levé les yeux et leur ai demandé s'ils voulaient m'examiner. « Non, nous vous faisons confiance », ont-ils répondu.

Quelques minutes plus tard, la tête de mon bébé a émergé sous l'eau. Ma relaxation était si profonde que je n'ai même pas ressenti sa venue au monde. « Lottie, prends ton bébé », j'ai entendu une voix dire. Regardant vers le bas, j'ai eu le souffle coupé de voir une fille parfaite flotter dans l'eau. En la soulevant, j'ai ressenti une bouffée d'amour. C'était un moment tellement stimulant - je me sentais comme une déesse.

INTRODUCTION

L'accouchement est perçu comme l'un des moments les plus douloureux de la vie d'une femme. Néanmoins, il peut être un événement incroyable et mémorable pour vous et votre famille.

La majorité des femmes ont peur de l'accouchement et optent pour un soulagement pharmacologique de la douleur. Les femmes ont peur de l'accouchement en raison de la façon dont les médias représentent le processus d'accouchement et aux histoires effrayantes d'accouchement qu'elles entendent de la part de leurs amis et parents.

Cette peur a été inculquée aux femmes dès leur plus jeune âge. En outre, le taux de césariennes a augmenté dans le monde entier et les principales raisons en sont la peur de l'accouchement.

De nombreuses futures mamans ignorent les avantages des techniques d'hypnonaissance. Cependant, ces techniques ont été utilisées par de nombreuses femmes enceintes (y compris des célébrités) pour obtenir un accouchement facile et sans douleur. L'hypnonaissance est une technique d'intervention d'auto-hypnose qui peut être apprise en utilisant une application (la manière la plus confortable), en assistant à des cours en direct ou en lisant des livres sur l'hypnonaissance. Elle enseigne aux femmes enceintes comment utiliser la relaxation profonde avec des pensées positives pour gérer la douleur physique et émotionnelle pendant l'accouchement.

C'est une alternative naturelle et sûre pour soulager la douleur. Ces méthodes aident les mères à se sentir responsabilisées et confiantes quant à leur expérience d'accouchement. Différentes techniques peuvent être utilisées pendant l'accouchement ou même la grossesse pour avoir des bébés heureux et en bonne santé tout le temps.

"Décider d'avoir un enfant c'est accepter que votre cœur se sépare de votre corps et marche à vos côtés pour toujours."

Katharine Hadley.

Chapitre 1 : Se préparer à accoucher

Dans cette première partie, nous allons voir ensemble tout ce vous devez faire pendant les dernières semaines de votre grossesse.

1. Votre projet de naissance

Un plan de naissance est une prévision de ce que vous aimeriez qu'il se passe pendant votre travail et après la naissance. Vous n'êtes pas obligé de créer un plan de naissance, mais, si vous le souhaitez, votre sage-femme pourra vous aider.

Discuter d'un plan de naissance avec votre sage-femme vous donne l'occasion de poser des questions et d'en savoir plus sur ce qui se passe pendant le travail.

Cela donne également à votre sage-femme la chance de mieux vous connaître et de comprendre vos sentiments et vos priorités, et vous permet de réfléchir ou de discuter de certaines choses plus en profondeur avec votre partenaire, vos amis et vos proches.

Vous pouvez changer d'avis à tout moment sur vos souhaits concernant le travail et l'accouchement.

Votre projet de naissance vous est personnel. Cela dépend de ce que vous souhaitez, de vos antécédents médicaux, de votre situation et de ce qui est disponible dans votre service de maternité.

C'est une bonne idée de garder une copie de votre plan de naissance avec vous.

L'équipe de la maternité qui s'occupe de vous pendant le travail en discutera avec vous pour savoir ce que vous voulez.

2. Les choses à faire dans les dernières semaines

Que vous attendiez votre premier enfant ou votre quatrième, donner naissance peut s'avérer être une montagne russe d'émotions. Avoir un nouveau bébé peut être un pur bonheur, mais cela peut aussi être tout aussi épuisant et accablant. Particulièrement, pendant la phase néonatale, des tâches autrefois routinières peuvent paraître difficiles en raison du manque de temps, du manque d'énergie ou même des deux.

Pour vous aider à vous préparer à l'arrivée de bébé, voici 10 choses à faire avant d'accoucher qui vous aideront à savourer ces moments précieux et éphémères avec le nouveau-né.

- Assurez-vous d'être à jour sur les soins préventifs

Avant la naissance de votre bébé, il est possible que vous ayez priorisé vos soins pour la grossesse. Cependant, avant la naissance du bébé, vous devez vous occuper d'autres tâches de santé de routine. Allez chez le dentiste et l'optométriste pour des soins préventifs. Si vous avez besoin de soins dentaires ou de nouvelles lunettes ou lentilles de contact, prenez le temps de faire ces choses sans avoir à vous soucier de votre condition de femme enceinte.

- Préparez tout le matériel pour bébé

Avant l'arrivée du bébé, vous devriez acheter, assembler et tester certaines choses pour vous assurer qu'elles fonctionnent et que vous savez comment les utiliser. Les éléments les plus importants sont un siège de voiture correctement installé et un endroit sûr où bébé peut dormir, comme un berceau. Si vous prévoyez d'utiliser d'autres articles comme une balançoire pour bébé ou des tables à langer, vous devez également les assembler.

Cela ne doit pas être considéré comme une énorme corvée, car beaucoup de gens trouvent agréable de décorer et de meubler une chambre de bébé. Certaines femmes ont des envies de « nidification » pendant la grossesse, et c'est l'endroit idéal pour canaliser cette énergie. Avoir une pépinière complète, beaucoup de vêtements, de couches et de lingettes adaptés à la saison vous apportera une certaine tranquillité d'esprit.

- Préparez et congelez des repas

Dans les semaines précédant votre date d'accouchement, envisagez de préparer et de congeler des repas afin de ne pas vous précipiter pour trouver des choses à manger ou de compter sur des options emballées et à emporter moins saines. Parfois, les amis et la famille proposent d'apporter des repas pour rencontrer le bébé, mais vous ne pouvez pas toujours compter sur cela.

Il existe de nombreuses recettes faciles à réaliser et qui peuvent être congelées et réchauffées. Un moyen facile de remplir votre congélateur consiste à doubler la ration de quelque chose que vous préparez déjà pour le dîner. Profitez d'une première portion, et congelez ce qui reste pour plus tard.

Il est facile de s'occuper d'un nouveau-né, mais il est important que les parents prennent soin d'eux-mêmes, c'est pourquoi une alimentation saine et équilibrée est primordiale.

- Faites le plein de produits ménagers essentiels

La dernière chose dont vous avez besoin lorsque vous vous occupez de votre nouveau bébé avec peu de sommeil est de manquer de papier toilette. Avant l'arrivée du bébé, stockez du papier hygiénique, des essuie-tout, des produits de nettoyage sûrs et des produits de soins personnels que vous utilisez régulièrement, comme du shampoing et du savon.

- Prenez des dispositions pour les membres de vos boules de poils

Une autre chose qui n'est peut-être pas essentielle pour tout le monde, mais qui est absolument essentielle pour beaucoup, c'est de s'assurer que tout est en ordre pour que votre animal de compagnie soit correctement soigné après l'arrivée du bébé.

Assurez-vous que votre animal de compagnie est pris en charge en faisant le plein de nourriture, de friandises, de jouets et de tous les médicaments qu'il peut prendre, comme la prévention mensuelle des puces et des tiques. Demandez également à quelqu'un de rester avec eux ou de les emmener en pension pendant que vous êtes à l'hôpital si nécessaire.

Si vous craignez qu'il souffre d'un manque d'attention, demandez à vos amis et à votre famille de les promener ou simplement de leur accorder du temps et de l'attention.

Si vous pensez que votre animal pourrait avoir des difficultés à s'adapter à la nouvelle dynamique et que vous craignez qu'il ne développe des problèmes de comportement, vous pouvez travailler avec un professionnel des soins pour animaux de compagnie comme votre vétérinaire ou un entraîneur pour élaborer un plan permettant à tout le monde de coexister en toute sécurité.

- Prenez du temps pour vous

Le temps qui s'écoule avant la naissance de votre bébé est précieux car il ne se limite pas à vérifier les éléments logistiques d'une liste. Prendre du temps pour soi, seul ou avec son partenaire, est important. Vous aimerez votre nouveau bébé d'une manière très spéciale, mais vous pourriez toujours manquer de temps seul ou d'un moment de calme avec votre partenaire. Profitez-en pour profiter des choses que vous aimez avant l'arrivée du bébé.

Certaines personnes partent en vacances, appelées « babymoons », avant la naissance de leur bébé. Si vous avez les moyens, le temps et l'énergie pour ce type de vacances, alors foncez ! Ce sera probablement la dernière fois que vous pourrez faire une escapade sans enfant pendant un certain temps. Assurez-vous de le planifier à un moment de votre grossesse où vous pouvez voyager en toute sécurité.

Si vous ne pouvez pas passer des vacances à part entière, ne vous inquiétez pas. Les séjours de week-end dans votre ville ou même simplement planifier des temps d'arrêt pour rester à la maison sont d'excellents moyens de prendre du temps pour vous et avec votre partenaire.

Chapitre 2 : Votre bébé se positionne en vue de l'accouchement

1. Ce que signifie la position de votre bébé dans l'utérus

Au fur et à mesure que votre bébé grandit pendant la grossesse, il peut se déplacer un peu dans l'utérus. Vous pourriez avoir l'impression que votre bébé vous donne des coups de pied ou se tortille.

Au cours du dernier mois de grossesse, votre bébé est plus gros et n'a pas beaucoup de marge de manœuvre. La position de votre bébé devient plus importante à mesure que la date d'accouchement approche. En effet, votre bébé doit se mettre dans la meilleure position pour se préparer à l'accouchement.

Votre médecin évaluera en permanence la position de votre bébé dans l'utérus, en particulier au cours du dernier mois.

Lisez la suite pour savoir ce que cela signifie lorsque votre médecin utilise des mots comme antérieur, postérieur, transversal ou siège pour décrire la position de votre bébé. Vous apprendrez également quoi faire dans le cas où votre bébé ne serait pas dans la meilleure position avant la date prévue.

- Position antérieure

Le bébé est tête en bas, le visage tourné vers votre dos. Le menton du bébé est rentré dans sa poitrine et sa tête est prête à entrer dans le bassin.

Le bébé est capable de fléchir sa tête et son cou et de rentrer son menton dans sa poitrine. Ceci est généralement appelé occipito-antérieur ou présentation céphalique.

La partie la plus étroite de la tête peut appuyer sur le col de l'utérus et l'aider à s'ouvrir pendant l'accouchement. La plupart des bébés s'installent généralement dans la position tête en bas entre 33 et 36 semaines. C'est la position idéale et la plus sûre pour l'accouchement.

- Position postérieure

Le bébé est tourné vers le bas, mais son visage est orienté vers votre ventre au lieu de votre dos. Ceci est généralement appelé la position occipito-postérieure (OP).

Au premier stade du travail, environ un dixième à un tiers des bébés sont dans cette position. La plupart de ces bébés se tourneront spontanément pour faire face dans la bonne direction avant la naissance.

Mais un certain nombre de cas, le bébé ne tourne pas. Un bébé dans cette position augmente vos chances d'avoir un accouchement prolongé avec de fortes douleurs au dos. Une péridurale peut être nécessaire pour soulager une partie de la douleur pendant l'accouchement.

- Position de culasse ou présentation par le siège

Un bébé par le siège est positionné avec ses fesses ou ses pieds en premier. Il existe trois variantes d'une présentation par le siège:

o   Culasse complète : les fesses pointent vers le canal génital (vers le bas), les jambes repliées au niveau des genoux. Les pieds sont près des fesses.

o   Culasse franche : les fesses sont vers le canal de naissance, mais les jambes du bébé sont droites devant son corps et les pieds sont près de la tête.

o   Culasse de pied : un ou les deux pieds du bébé pointent vers le canal génital.

Une position de siège n'est pas idéale pour l'accouchement. Bien que la majorité des bébés par le siège naissent en bonne santé, ils ont un risque plus élevé de malformations congénitales ou de traumatismes pendant l'accouchement.

Lors d'un accouchement par le siège, la tête du bébé est la dernière partie de son corps à sortir du vagin, ce qui rend plus difficile le passage par le canal génital.

Cette position peut également être problématique car elle augmente le risque de formation d'une boucle dans le cordon ombilical qui pourrait blesser le bébé s'il est accouché par voie basse.

Votre médecin discutera des options pour essayer de mettre le bébé dans une position tête en bas avant d'entrer dans vos dernières semaines.

- Position de mensonge transversal

Le bébé est couché horizontalement dans l'utérus. Cette position est connue sous le nom de mensonge transversal.

C'est extrêmement rare à l'accouchement, car la plupart des bébés se tourneront pour avoir la tête baissée avant la date prévue. Sinon, les bébés dans cette position nécessiteront un accouchement par césarienne.

2. Faites une cartographie de votre ventre

Il est important de suivre la position de votre bébé avant l'accouchement. Vous pouvez utiliser un processus connu sous le nom de "cartographie du ventre" à partir du huitième mois environ.

Tout ce dont vous aurez besoin est un marqueur ou une peinture lavable non toxique et une poupée pour visualiser la position de votre bébé dans l'utérus.

Il est préférable de faire une cartographie du ventre juste après une visite chez votre médecin, afin que vous sachiez avec certitude si la tête de votre bébé est tournée vers le haut ou vers le bas. Suivez simplement ces étapes faciles :

o Allongez-vous sur votre lit et exercez une légère pression autour de votre région pelvienne pour sentir la tête du bébé. Cela ressemblera à une mini boule de bowling. Marquez-le sur votre ventre.

o Utilisez un fœtoscope ou lors d'une échographie, localisez le rythme cardiaque de votre bébé et marquez-le sur votre ventre.

o Utilisez la poupée pour commencer à jouer avec les positions, en fonction de la position de la tête et du cœur de votre bébé.

o   Trouvez les fesses de votre bébé. Ce sera dur et rond. Dessinez-le sur votre ventre.

o   Pensez aux mouvements de votre bébé. Où tapent-ils ? Utilisez leurs coups de pied et leurs mouvements comme indices de leur position. Cela vous donnera une bonne idée de l'emplacement de leurs jambes ou de leurs genoux. Marquez-le sur votre ventre.

o   Utilisez les marques pour dessiner votre bébé sur votre ventre. Certaines mères font preuve de créativité et peignent la position de leur bébé sur le ventre comme une œuvre d'art.

Il existe plusieurs facteurs qui pourraient augmenter le risque d'une position fœtale comme une présentation par le siège. Ceux-ci peuvent inclure :

o   accoucher trop tôt et avoir un bébé prématuré : dans ce cas, le bébé n'a peut-être pas encore eu le temps de se retourner pour se préparer à la naissance.avoir des problèmes avec le placenta : si le placenta est attaché trop bas dans l'utérus (une condition appelée placenta praevia) ou se déconnecte de l'utérus avant la naissance, cela pourrait empêcher le bébé de se retourner et de se mettre dans la bonne position pour la naissance.

o   avoir une grossesse multiple : lorsqu'il y a plus d'un bébé dans l'utérus, il peut être difficile pour chaque bébé de se mettre en position. L'espace limité crée des problèmes au fur et à mesure que les bébés se développent tout au long de la grossesse.

o   avoir un utérus qui a une forme différente de la normale : l'utérus a généralement la forme d'une poire à l'envers. Lorsqu'il a une forme anormale ou qu'il a des fibromes (excroissances dont la taille peut varier), il se peut qu'il n'y ait pas assez d'espace pour qu'un bébé adulte se mette en position pour la naissance.

Chapitre 3 : Le déclenchement du travail est généralement spontané

Comment faire avancer le travail naturellement ?

Votre corps travaillera quand il sera prêt, mais certaines de ces méthodes folkloriques pourraient valoir la peine d'être essayées.Personnellement ces astuces m'ont beaucoup aidée.

Vous portez un bébé dans votre ventre depuis 39 semaines et le moment tant attendu approche à grands pas. Ah l'attente !

Et l'incertitude. Et l'épuisement. Et, franchement, le malaise.

Tout cela peut faire passer ces dernières semaines, jours ou heures à la vitesse d'un escargot.

Si vous vous retrouvez à parcourir les blogs de grossesse pour savoir tout ce que vous pouvez faire pour aider votre corps à accoucher, vous n'êtes certainement pas la seule.

Ici, je vous présente les méthodes couramment utilisées qui peuvent être essayées en toute sécurité ainsi que celles qui méritent plus de prudence.

- Marcher

C'est l'un des moyens les plus simples que les femmes utilisent pour démarrer le travail d'accouchement. Aucune étude ne l'a trouvé efficace, mais certains ont découvert que passer du temps debout pendant le travail pouvait raccourcir le processus.

Le mouvement ne va pas déclencher le travail, mais il peut vraiment aider à faire progresser le travail et à mettre le bébé dans une bonne position pour la naissance.

"J'encourage fortement les femmes à rester actives pendant leur grossesse et à marcher 30 minutes la plupart des jours". "Cela aide également à la préparation du travail, au positionnement du fœtus et à l'endurance."

- Rapports sexuels

Faire l'amour peut aider à stimuler l'hormone naturelle de l'amour du corps, l'ocytocine, et c'est ce qui provoque les contractions. L'orgasme d'une femme peut également aider à contracter l'utérus si le corps est prêt, et le sperme est une source naturelle de prostaglandines, qui peuvent ramollir le col de l'utérus.

"N'hésitez pas à essayer. C'est un bon moyen de rester en contact avec votre partenaire pendant cette période passionnante et occupée".

- Manger de l'ananas

L'ananas est chargé d'une enzyme appelée bromélaïne qui est parfois utilisée pour aider à faire bouger les intestins. L'étude n'a pas été poussée, mais l'idée est que, puisque l'utérus se trouve juste à côté des intestins, il pourrait également devenir irrité et commencer à se contracter.

Vous obtiendrez également une bonne dose de vitamine C, de fibres et de manganèse.

• Stimulation des mamelons

Stimuler les mamelons libère de l'ocytocine, et il y a en fait de solides recherches derrière cette méthode.

"Parfois, une mère arrive et a perdu les eaux, mais elle n'a pas commencé le travail d'accouchement, ou bien le travail a commencé et ralentit".

Je recommande aux femmes de ne le faire que sous la supervision d'un médecin ou d'une sage-femme. Il est préférable de surveiller le bébé et de s'assurer qu'il tolère la stimulation.

• Huile de ricin

Fabriquée à partir de la graine de ricin, l'huile de ricin est un puissant laxatif qui stimule les intestins. Il peut, à son tour, irriter l'utérus et provoquer des contractions.

Ce n'est pas pour tout le monde, et ce n'est pas sans risques, alors discutez avec votre médecin ou votre sage-femme pour savoir si c'est une bonne option pour vous.

Pour certaines femmes, cela peut très bien fonctionner, mais pour d'autres, cela va simplement causer beaucoup de diarrhée et beaucoup d'allers-retours aux toilettes.

Votre corps doit être prêt pour que cela fonctionne, et votre fournisseur peut vous aider avec le bon moment. Cela peut également provoquer une déshydratation, il est donc crucial de rester hydraté si vous utilisez cette méthode.

Chapitre 4 : La dilatation du col de l'utérus

La dilatation est un terme qui décrit l'élargissement d'une ouverture. La dilatation du col de l'utérus est un signe qu'une femme enceinte va accoucher. Au cours des dernières étapes de la grossesse, les médecins effectuent des examens cervicaux pour suivre l'évolution de la grossesse et l'étendue de la dilatation du col de l'utérus.

Au premier stade du travail, le col de l'utérus se dilate jusqu'à 10 centimètres (cm) de largeur.

La dilatation est généralement progressive, mais le col de l'utérus peut s'élargir rapidement en 1 ou 2 jours. Quelques facteurs différents peuvent influencer la rapidité avec laquelle la dilatation se produit.

1. Comment obtenir une dilatation plus rapide à la maison

- Se déplacer

Se lever et se déplacer peuvent aider à accélérer la dilatation en augmentant le flux sanguin.

Marcher dans la pièce, faire des mouvements simples au lit ou sur une chaise, ou même changer de position peut favoriser la dilatation.

C'est parce que le poids du bébé exerce une pression sur le col de l'utérus.

Les gens peuvent également trouver efficace de se balancer ou de danser sur une musique apaisante.

• Utiliser un ballon d'exercice

Un grand ballon d'exercice gonflable, appelé ballon d'accouchement dans ce cas, peut également aider.

S'asseoir sur le ballon et se balancer d'avant en arrière ou se déplacer en cercles peut aider à garder les muscles du bassin lâches et détendus pour l'accouchement.

• Relaxer

Il est normal de devenir tendue pendant les dernières étapes de la grossesse, mais apprendre à se détendre peut avoir de nombreux avantages.

Le stress et la tension musculaire peuvent retarder le travail en rendant plus difficile la dilatation du col de l'utérus. Ces problèmes peuvent également empêcher le bébé de descendre.

De nombreuses femmes bénéficient de la pratique d'exercices de respiration ou de méditation avant et pendant le travail. Même l'atténuation des lumières peut aider.

• Rire

Rire peut éloigner le stress et la peur. Même un soulagement momentané peut détendre le corps et favoriser la dilatation.

Faire des blagues, regarder des films drôles ou des comédies de stand-up peut aider à garder le moral avant et pendant le travail.

• Avoir des relations sexuelles

La stimulation sexuelle peut détendre le corps. En outre, une hormone appelée prostaglandine dans le sperme peut favoriser la dilatation, comme nous l'avons vu précédemment.

2. Conseils pour une dilatation plus rapide pendant le travail d'accouchement

Bien que le travail soit un processus naturel, il y a des moments où un médecin doit intervenir.

Une intervention médicale peut être nécessaire si :

• une femme a une infection dans l'utérus

• le bébé est en retard de plus de 2 semaines et le travail actif n'a pas commencé

• il y a des pertes d'eau, mais il n'y a pas de contractions

• des conditions médicales sous-jacentes compliqueront l'accouchement pour la mère ou le bébé

Un médecin peut appliquer un médicament contenant de la prostaglandine pour ramollir le col de l'utérus et favoriser la dilatation.

Un processus appelé décapage de la membrane peut aider. Cela implique qu'un médecin ou une sage-femme frotte ses doigts contre les membranes du sac amniotique pour libérer la prostaglandine dans l'utérus et aider le col de l'utérus à se dilater.

Les femmes intéressées par un accouchement sans médicament ou « naturel » peuvent éviter une intervention médicale jusqu'à ce que cela soit nécessaire.

Il y a trois étapes distinctes dans le processus de dilatation du col de l'utérus.

o   Première étape

Cette étape comporte trois phases.

Dans la première phase, le col se dilate à 3 cm. Le bébé tombe plus bas dans le bassin, ce qui augmente les niveaux de prostaglandine dans le corps, ce qui stimule la dilatation.

Le bouchon de mucus qui a scellé l'ouverture de l'utérus pendant la grossesse tombera.

Les capillaires du col de l'utérus peuvent se rompre au cours de cette étape et provoquer une décharge sanglante connue sous le nom de spectacle sanglant. C'est normal.

La phase suivante est le travail actif, lorsque le col de l'utérus se dilate davantage. Certains médecins marquent la fin de cette phase lorsque la largeur du col atteint 7 cm. D'autres utilisent les contractions comme ligne directrice.

La dernière étape de cette étape, appelée phase de transition, dure jusqu'à ce que le col de l'utérus se dilate à 10 cm.

o   Deuxième étape

La deuxième étape du travail commence lorsque le col de l'utérus se dilate à 10 cm et se termine avec l'accouchement. La durée peut varier d'une femme à l'autre et divers facteurs l'influencent.

o   Troisième étape

Quelques minutes après l'accouchement, vous pouvez ressentir des contractions plus faibles. Après une contraction ou deux, le corps doit expulser le placenta.

Si le corps n'expulse pas entièrement le placenta, un médecin ou une sage-femme peut être amené à aider à l'expulsion. Parfois, ils vous administreront une injection d' ocytocine synthétique pour accélérer l'accouchement et prévenir les saignements excessifs.

Peu de temps après l'accouchement, le col de l'utérus commence à se contracter pour retrouver sa taille antérieure. Ce processus peut prendre plusieurs jours à plusieurs semaines.

Avant d'entamer la deuxième partie, il est très important que vous compreniez que durant toute la durée de votre grossesse, vous devez éviter le stress pour une bonne pratique de l'hypnonaissance.

3. Survivre au stress pendant la grossesse

La grossesse est un événement qui change la vie, il est donc naturel de se sentir parfois dépassée. Il est important de prendre soin de votre santé mentale ainsi que de votre santé physique. Parler à votre partenaire, aux membres de votre famille ou à d'autres femmes enceintes peut vous aider à gérer votre niveau de stress. Il peut également être utile de pratiquer la pleine conscience ou le yoga prénatal. Si vous avez du mal à faire face, demandez de l'aide à votre sage-femme ou à votre médecin généraliste. Voici 11 façons de prendre soin de votre bien-être mental pendant chaque trimestre de votre grossesse.

• Pratiquez la pleine conscience

La pleine conscience vous aide à vous connecter avec le monde qui vous entoure, d'instant en instant, afin que vous ne vous perdiez pas dans des pensées négatives. C'est prendre le temps d'accorder toute son attention à ces petits moments de la vie, comme sentir le soleil sur votre visage ou les coups de pied de votre bébé.

Il a été prouvé que la pratique régulière de la pleine conscience a des avantages significatifs pour la santé mentale. Il a également été démontré qu'il aide à soulager l'anxiété, le stress, l'inquiétude ou la dépression pendant la grossesse.

Les conseils suivants peuvent vous aider à être plus attentif dans votre vie quotidienne :

o Au cours de votre journée, faites attention aux images, aux sons, aux odeurs et aux autres sensations qui vous entourent. Il peut être difficile de garder cela à tout moment, alors choisissez un moment particulier chaque jour (par exemple votre trajet ou votre pause déjeuner) pour vraiment vous concentrer sur ce que vous vivez physiquement en ce moment.

o Si vous suivez la même routine tous les jours, il est facile de ne plus remarquer les choses familières qui vous entourent. Essayez de faire quelque chose de nouveau, comme emprunter un chemin différent pour vous rendre dans les magasins ou vous asseoir à un autre endroit au travail. Prenez conscience de ce qui change et de ce qui ne change pas.

o   Prenez le temps chaque jour de faire une pause et de prêter attention à vos pensées. Laissez votre esprit dériver et remarquez comment vos pensées vont et viennent. Essayez de nommer vos pensées et vos sentiments au fur et à mesure qu'ils surviennent, et voyez si vous remarquez des tendances.

o   Vous pouvez également essayer une méditation de pleine conscience plus formelle, en vous concentrant sur votre respiration ou les sons qui vous entourent. Lorsque vous remarquez que votre esprit vagabonde, ramenez doucement votre attention.

o   Le yoga et le tai-chi peuvent vous aider à devenir plus conscient de votre respiration et de vos mouvements.

o   De nombreux cours, sessions et applications de pleine conscience gratuits et payants sont disponibles. Vous pouvez d'abord en essayer quelques-unes gratuites pour découvrir quelles techniques de pleine conscience vous conviennent.

- Essayez des thérapies complémentaires

Le stress est un déclencheur courant de la dépression, il est donc important de vous accorder une pause de temps en temps pour vous aider à vous libérer de toute inquiétude.

Le massage est un moyen fantastique de se détendre et il existe des preuves suggérant qu'il peut aider à traiter l'anxiété et la mauvaise humeur pendant la grossesse. Même un simple massage de la part d'un être cher peut s'avérer efficace. Montrez à votre partenaire, à un ami ou à un membre de votre famille des vidéos explicatives sur le massage du bas du dos et le massage de relaxation . Ou prenez les choses en main en vous offrant un excellent massage professionnel.

De nombreux spas et salons de beauté proposent également des massages pendant la grossesse. Assurez-vous simplement que votre thérapeute est qualifié et expérimenté dans le travail avec les femmes enceintes.

Il existe également une petite quantité de preuves suggérant que l'aromathérapie pourrait aider à réduire l'anxiété et vous aider à vous sentir calme et détendu. Consultez des guides sur l'aromathérapie pendant la grossesse pour savoir quelles huiles peuvent être utilisées en toute sécurité pendant que vous attendez.

- Parlez de votre santé mentale

Si vous avez des inquiétudes concernant le bien-être de votre bébé, ou quoi que ce soit d'autre, vous pouvez toujours vous tourner vers votre sage-femme pour vous rassurer. N'ayez pas peur d'admettre ce que vous ressentez vraiment. Si vous êtes honnête, vous aurez plus de chances d'obtenir le soutien dont vous avez besoin. Votre sage-femme aura déjà tout vu et préfère entendre la moindre inquiétude plutôt que de vous laisser souffrir en silence.

Parlez-en à votre partenaire ou à quelqu'un en qui vous pouvez avoir confiance. Vous découvrirez peut-être que vous partagez des inquiétudes similaires ou qu'ils ont des inquiétudes que vous ne connaissiez pas. Parler des choses peut vous faire vous sentir mieux tous les deux.

Rencontrez d'autres femmes enceintes au même stade de la grossesse que vous, peut-être lors d'un cours prénatal ou d'un cours d'exercice.

Il y a de fortes chances que certaines, parmi elles, éprouvent les mêmes sentiments que vous.

- Bien manger

Bien manger est bon pour votre cerveau, votre corps et votre bébé. Assurez-vous de prendre des repas réguliers afin que votre glycémie ne baisse pas, ce qui peut vous rendre fatigué et irritable. Il n'est pas toujours facile de bien manger si vous vous sentez déprimée ou si vous souffrez d'un mal de grossesse. Mais même le plus petit des changements peut vous aider à vous sentir mieux. Découvrez-en plus grâce à nos conseils pour manger sainement.

La déshydratation peut également rendre difficile la concentration. Assurez-vous donc de boire les six à huit tasses ou verres moyens (200 ml) recommandés par jour. Toutes les boissons comptent, y compris l'eau, le lait, les jus de fruits, les boissons à base de plantes, le café et le thé. Assurez-vous de ne pas consommer plus de 200 mg de caféine par jour.

Vous pourriez manquer de vous détendre avec un verre de vin le soir, mais pour protéger votre bébé, le conseil du médecin-chef est que vous devriez éviter tout alcool pendant votre grossesse. Essayez plutôt un cocktail sans alcool ou une boisson lactée chaude pour vous aider à vous endormir.

- Faites plus d'exercice

Même si c'est la dernière chose que vous avez envie de faire, l'exercice peut améliorer votre bien-être à tout moment, y compris lorsque vous êtes enceinte pour la simple et bonne raison que l'exercice physique libère des produits chimiques de bien-être dans votre cerveau, appelés endorphines.

Il est parfaitement sûr de faire de nombreux types d'exercices pendant la grossesse. Les activités qui augmentent votre fréquence cardiaque, telles que la danse et l'aérobic à faible impact, sont généralement sans danger pendant la grossesse.

Évitez simplement les sports de contact et consultez votre sage-femme avant d'essayer quelque chose de trop fatigant.

La natation est une excellente option car elle vous permet de rester tonique, sans être trop dur pour vos articulations. Découvrez s'il y a une classe aquanatale en cours d'exécution à votre piscine locale.

Vous pouvez également essayer le yoga de la grossesse. Non seulement le yoga tonifie et étire votre corps, mais il vous enseigne également des techniques de respiration, de relaxation et de méditation qui peuvent vous aider à améliorer votre bien-être émotionnel.

Essayez d'intégrer l'exercice dans votre vie quotidienne. Levez-vous et promenez-vous aussi souvent que vous le pouvez, surtout si vous êtes coincée derrière un bureau. Sortez à l'heure du déjeuner pour prendre l'air, même si ce n'est que pour 10 minutes. Se rapprocher de la nature présente également des avantages, et une simple promenade de 20 minutes dans le parc peut aider à réduire le stress.

- Prenez conscience de ce qui vous attend pendant le travail d'accouchement

Apprenez-en davantage sur ce qui se passe pendant le travail en vous inscrivant à des cours prénatals gratuits. Savoir à quoi s'attendre et comprendre toutes vos options peut vous aider à vous sentir plus en confiance.

Votre sage-femme se fera également un plaisir de répondre à toutes vos questions sur le travail. Le sage-femme peut vous aider à rédiger un plan de naissance qui définit vos préférences. Vous pouvez également changer d'avis à tout moment en cours de route. Garder une attitude flexible vous aidera à rester calme même si l'accouchement ne se déroule pas exactement comme vous l'aviez imaginé.

Que vous souhaitiez mettre au monde votre bébé à l'hôpital ou dans une maison de naissance, il est conseillé de visiter la salle d'accouchement au préalable. Si une visite en personne n'est pas une option, demandez s'il existe une visite en ligne. Savoir où vous allez accoucher peut vous aider à vous rassurer.

Si votre peur de la naissance est si écrasante que vous préférez avoir une césarienne qu'un accouchement vaginal, parlez-en à votre sage-femme ou à votre médecin qui devrait vous proposer de l'aide. Cela peut inclure une référence à un professionnel de la santé spécialisé dans le soutien aux femmes anxieuses à propos de l'accouchement.

Vous pouvez également trouver des cours prénatals et des cours d'hypnonaissance utiles. En fin de compte, c'est à vous de décider comment vous décidez de faire naître votre bébé.

- Réduisez votre niveau de stress lors de vos déplacements quotidiens

Les déplacements peuvent être une source majeure de stress, et cela s'aggrave à mesure que vous êtes enceinte.

Malheureusement, l'évaluation des risques que votre employeur doit légalement effectuer ne comprend que les déplacements qui font partie de votre travail (comme les livraisons), et non vos déplacements quotidiens. Cependant, si vous avez un responsable compréhensif, vous pouvez essayer de demander si vous pouvez éviter les heures de pointe, en commençant et en terminant peut-être plus tôt que d'habitude.

Assurez-vous de toujours vous asseoir dans les transports en commun. Si personne ne vous offre de place, demandez-en une. Certains opérateurs ferroviaires proposent des surclassements en première classe aux femmes enceintes si les wagons de classe standard sont pleins.

Les règles peuvent cependant varier, alors visitez le site Web de votre opérateur ferroviaire local pour vérifier si c'est le cas dans votre ville.

Par exemple, à Londres, si vous utilisez le métro, vous avez droit à un siège prioritaire si vous êtes enceinte. Vous pouvez demander un badge gratuit « Bébé à bord » auprès de Transport for London ou en acheter un en ligne.

Le port d'un badge peut permettre aux autres passagers de savoir plus facilement que vous êtes enceinte, en particulier au cours de votre deuxième trimestre lorsque votre bosse n'est pas encore perceptible. Ou vous pouvez simplement demander à quelqu'un de vous laisser vous asseoir. Ne vous sentez pas gênée. La plupart des gens sont plus que disposés à abandonner leur siège : ils ont juste besoin de se le faire rappeler !

- En cas de soucis d'argent

Si vous vous inquiétez de la façon dont vous allez payer les vêtements et l'équipement pour bébé, faites une liste des articles dont vous avez besoin. Pourriez-vous emprunter certaines de ces choses à des amis ou à des membres de votre famille ?

Vous n'aurez probablement pas à acheter tout sur votre liste. Certaines choses, comme un panier de Moïse, ne sont utiles que pendant deux ou trois mois. Vous pouvez également acheter de nombreux articles pour bébé d'occasion . Notre section sur les finances familiales regorge d'idées et vous pouvez trouver de nombreux conseils pratiques pour économiser de l'argent dans la communauté BabyCenter.

Si vous avez peu de moyen mais que vous souhaitez que votre bébé parte du bon pied, parlez-en à votre sage-femme. Il connait peut-être des organismes de bienfaisance qui vous donneront des articles usagés de bonne qualité, tels que des lits et des landaus.

• Reposez-vous et dormez suffisamment

Écoutez votre corps. Si vous vous sentez épuisée, faites une pause ou une sieste et allez-vous coucher tôt. Le sommeil est important pour la santé mentale de chacun et il favorise également une grossesse en santé. Essayez quelques-uns de nos conseils pour passer une bonne nuit de sommeil pendant que vous êtes enceinte.

Si vous êtes déjà parent, vous saurez qu'il peut être difficile d'obtenir une pause. Mais vous méritez du temps pour vous. Demandez à votre partenaire, un ami ou un grand-parent de s'occuper de votre enfant ou de vos enfants pendant un après-midi et d'utiliser le temps pour se reposer et se détendre - sans faire les corvées !

• Respirez profondément et concentrez-vous sur votre bébé

C'est bon pour vous et votre bébé si vous pouvez vous détendre, alors ne vous sentez pas coupable de prendre du temps pour vous. Chaque fois que vous en avez l'occasion, faites une pause et concentrez-vous sur votre ventre.

Dès l'âge de 15 semaines, votre bébé peut entendre votre voix, même si elle peut être encore un peu étouffée, alors essayez de discuter, de chanter et de lire à votre ventre. C'est une excellente façon de tisser des liens avec votre bébé et cela peut vous aider à vous sentir plus positive à propos de votre grossesse.

- Faites-vous plaisir

Le rire est l'un des meilleurs moyens de détente du corps. Alors retrouvez des amis, regardez un film drôle ou une série comique avec quelqu'un, écoutez un podcast préféré ou lisez un roman de bien-être.

La grossesse est également le moment idéal pour s'offrir tous ces soins de beauté auxquels vous ne vous adonnerez jamais normalement. Si votre bosse devient trop grosse pour que vous puissiez peindre vos ongles, réservez une pédicure. Si vous en avez les moyens, créez votre propre mini spa à la maison.

Faites ce qui fonctionne pour vous. Il peut s'agir d'une course énergisante, d'un bain relaxant, d'un bricolage ou d'un passe-temps, ou simplement d'une heure pour vous avec les pieds surélevés. Soyez gentille avec vous-même. Vous le méritez.

PARTIE II : L'HYPNOSE POUR ACCOUCHER SEREINEMENT

• •

• •

"Une femme qui accouche détendue et contrôlée réalisera une expérience d'accouchement beaucoup plus confortable".

Chapitre 5 : Qu'est-ce que l'hypnonaissance ?

1. Histoire

L'hypnonaissance a été inventé par Marie Mongan, conseillère et hypnothérapeute certifiée. Tout en se préparant à la naissance de son propre enfant entre le milieu et la fin des années 1950, Mongan a étudié la philosophie de l'accouchement enseignée par l'obstétricien britannique Grantly Dick-Read, père du mouvement de l'accouchement naturel et auteur de Childbirth with Fear .

Mongan avait l'intention d'accoucher naturellement, mais en raison de l'utilisation systématique de médicaments pendant le travail, Mongan a été anesthésiée au moment où son enfant pointait le bout de son nez. Elle n'a pas pu participer à l'accouchement et des forceps ont été utilisés sur les ecchymoses laissées par son bébé. La naissance de son deuxième bébé a été une expérience similaire. Cependant, pour le troisième enfant, Mongan n'a autorisé l'utilisation d'aucun médicament, a pu faire assister son mari (une idée radicale à l'époque) et a réussi à avoir l'accouchement naturel qu'elle souhaitait.

Plusieurs années, plus tard, à la fin des années 1980, Mongan est devenu certifié en hypnothérapie. Elle a commencé à combiner la philosophie de l'accouchement enseignée par Dick-Read et ce qu'elle savait de l'hypnothérapie pour créer une nouvelle approche de la préparation à l'accouchement.

Ajoutant également des techniques de respiration et des images guidées, Mongan a inventé ce qui est maintenant connu sous le nom d'hypnonaissance. En 1992, la première édition de son livre – HypnoBirthing : A Celebration of Life - a été publiée.

L'hypnonaissance est maintenant une méthode d'éducation à l'accouchement de renommée internationale, avec des praticiens certifiés dans l'hypnonaissance dans 46 pays.

2. Définition

L'hypnonaissance est une technique éprouvée, ainsi qu'une philosophie qui guide et vous prépare à accoucher d'une manière paisible et extraordinairement belle. C'est un programme qui tient compte de votre bien-être psychologique et physique et celui de votre partenaire de naissance ainsi que du nouveau-né, indépendamment du contexte, que ce soit dans le calme d'une maison ou à hôpital.

Le programme « hypnonaissance » est construit autour d'un processus éducatif qui comprend une respiration spéciale, une relaxation, une visualisation, une pratique méditative, une attention à la nutrition et une tonification corporelle positive. Plus important encore, cela favorise un respect mutuel pour la famille d'accouchement, ainsi que pour le médecin dans un système de soins de santé traditionnel ou dans un cadre alternatif.

Dans ce but, l'hypnonaissance utilise une combinaison de techniques, y compris les méthodes de respiration, les pensées et langage positifs, la relaxation profonde et la visualisation. Tout cela fonctionne ensemble pour éliminer le stress, la fatigue et l'anxiété, conduisant à une expérience de naissance plus facile, plus calme et finalement plus «confortable».

Cette technique vous aide à ressentir les contractions comme des "poussées" avec lesquelles vous allez apprendre à bouger plutôt que de lutter contre. Lorsque vous êtes détendue, votre respiration est régulière et rythmée, vous bénéficierez donc de beaucoup d'oxygène, ce qui stimule la production d'ocytocine et d'endorphines (analgésiques naturels).

En plus de ces avantages, l' hypnonaissance est considérée comme bonne pour le bébé, qui, grâce à sa venue au monde de façon calme, devient un bébé plus détendu. Un autre aspect significatif de la technique, qui ne manquera pas d'alimenter la frénésie médiatique entourant la naissance royale, est l'importance qu'elle accorde au rôle du père dans le processus de naissance.

3. Aurai-je le contrôle pendant l'hypnonaissance ?

Oui, vous aurez un contrôle total de votre expérience. Vous n'êtes pas en transe ou endormie, et il n'y a personne qui fait osciller un pendule sous vos yeux pour vous inciter à dormir.

Dans les programmes d'hypnonaissance les plus populaires, les femmes apprennent à s'hypnotiser. En se concentrant intensément sur une pensée ou un sentiment, la femme qui accouche est capable de bloquer les distractions. En se concentrant sur le son de sa propre respiration profonde, une femme peut se mettre dans un état hypnotique, en visualisant son bébé descendre doucement à chaque respiration, par exemple.

Alors que l'idée d'entrer dans un état mental altéré donne la chair de poule à certaines personnes, les hypnothérapeutes disent que nous vivons tous cet état dans notre vie quotidienne. Être profondément absorbé par un livre ou un film, ou conduire quelque part et n'avoir aucun souvenir du voyage quand vous arrivez sont décrits comme des exemples de l'état hypnotique.

Les hypnothérapeutes soulignent également que vous ne pouvez pas être amené à faire quelque chose qui est contraire à votre volonté ou à votre éthique pendant l'hypnose, que vous pouvez choisir de revenir à votre état normal quand vous le souhaitez et que vous êtes pleinement éveillé, conscient et en contrôle pendant l'expérience.

L'hypnonaissance permet à votre corps de travailler à son propre rythme et facilite un travail plus confortable et un accouchement plus facile, en utilisant des techniques de respiration profonde et de relaxation, d'autohypnose et de visualisation. Ces pratiques vous préparent à une expérience d'accouchement plus détendue et naturelle. Ils permettent à votre corps et à votre esprit de travailler ensemble, vous aidant à libérer toutes les peurs ou angoisses que vous pourriez avoir.

Vous aurez le contrôle total de votre expérience d'utilisation de techniques d'auto-hypnose pour induire une relaxation profonde et réduire la douleur pendant le travail.

4. Avantages de l'hypnonaissance

- Accoucher sans peur

La peur est une émotion inutile à la naissance. C'est aussi un énorme obstacle. Ressentir de la peur peut ralentir votre travail, cela peut même empêcher votre travail d'accouchement de commencer ! Cela peut vous rendre plus susceptible d'avoir besoin d'une aide avec une intervention. Réduisez cette peur grâce à l'hypnonaissance et sentez-vous en confiance pendant l'accouchement pour faire un choix vraiment éclairé.

- Apprendre des façons de garder son calme

Entrer en travail avec une boîte à outils de techniques pour que vous puissiez rester calme pendant les contractions, pendant votre induction, pendant votre césarienne. Se sentir calme permettra une naissance plus douce : c'est la science et c'est ainsi que fonctionne notre corps à la naissance.

L'ocytocine est l'hormone qui fait progresser votre travail. Rester calme pendant le travail est crucial pour aider à la production de cette merveilleuse hormone.

- Changer votre façon de penser à la naissance

Si vous pensez que la naissance va être traumatisante comme vous le voyez à la télévision, alors votre naissance sera plus susceptible d'être traumatisante. L'hypnonaissance vous permet de modifier ces pensées négatives qui ne vous servent pas. Ici, nous nous concentrons sur le pouvoir de l'esprit, notre subconscient, les ancres de notre relaxation telles que le travail respiratoire, la musique, le mouvement et les affirmations positives.

Pendant le cours d'hypnonaissance, l'instructeur m'apprenait à abandonner mes peurs d'accoucher, nous racontait les situations qui pouvaient arriver et nous disait comment les surmonter. Elle a également expliqué la biologie derrière l'hypnonaissance et les avantages de la relaxation (éviter la réaction de combat ou de fuite). Avoir un instructeur si bien informé nous a également aidées à prendre des décisions ou à comprendre ce qui se passait et pourquoi.

Comprendre l'hypnonaissance et utiliser les techniques de l'hypnonaissance m'a aidée à me détendre pendant l'accouchement, mais aussi pendant toute la grossesse. Comme nous le savons tous, le stress peut être dangereux pendant la grossesse, donc tout moyen d'éviter cela était bon à prendre ! Nous avons eu quelques « peurs » pendant la grossesse, notre fille paraissant « trop petite » sur le scanner, puis sa jambe paraissant « trop grande ». Le fait d'écouter des morceaux d'hypnose m'a beaucoup aidée à être détendue.

Vous avez peut-être entendu parler de l'hypnonaissance, mais qu'est-ce que c'est ? Alors que de plus en plus de femmes choisissent des cours d'hypnonaissance prénatale, vous pouvez vous poser des questions sur l'hypnonaissance et savoir si cela vous convient. Est-ce que ça marche, et est-ce que cela soulage vraiment les douleurs de l'accouchement ?

Savoir, c'est pouvoir ! Si vous savez des choses sur la naissance, vous pourrez mettre toutes les chances de votre côté. Vous saurez comment réduire les risques d'induction ou de déchirure vaginale. Vous apprendrez tout sur le but des contractions et comment elles affectent le corps. Vous apprendrez à travailler avec votre corps, la gravité et la respiration pour aider à contrôler la douleur pendant le travail.

Chapitre 6 : Un accouchement zen avec l'hypnose

1. Généralités

Comme dans le domaine de la chirurgie, l'utilisation de l'hypnose pour soulager la douleur lors de l'accouchement remonte au début du XIXe siècle. En fait, dans la plupart des cas, les femmes enceintes sont déjà dans un état de "changement spontané de conscience". Cet état favorise la mise en place du processus hypnotique dont une grande partie restaure le confort et la sécurité de la femme.

A ce titre, l'hypnose trouvera de nombreuses applications en obstétrique. La plus connue est l'hypnonaissance.

L'utilisation de l'hypnose ne se limite pas au domaine de l'accouchement.

Elle peut également être appliquée tout au long de la grossesse (interruption de grossesse, antécédents obstétricaux compliqués, vomissements pendant la grossesse, soutien et accompagnement psychologique, préparation à l'accouchement, etc.) et également en post-partum.

L'hypnose peut être proposée aux patientes ayant subi un traumatisme, des douleurs ou des violences lors d'un précédent accouchement. Pour ces patients, il s'agira ensuite d'utiliser des techniques de stress post-traumatique et de modifier leurs souvenirs négatifs en engageant différents sens et en créant des sentiments positifs.

Dans ces cas de « névrose traumatique du post-partum », l'apport de l'hypnose a permis aux femmes de se distancer de cette expérience douloureuse. Cela leur permet de retrouver d'autres sensations complètement différentes, plus positives dans leur mémoire corporelle, ce qui leur permettra de mieux gérer leur grossesse en cours.

2. Pré-partum

L'hypnose la plus largement utilisée pendant la grossesse est l'hypnose pour se préparer au travail, en fournissant aux patientes les outils nécessaires pour pratiquer l'autohypnose pendant le travail et pour se préparer à des affections mineures tout au long de la grossesse.

L'hypnose est utilisée pour répondre aux difficultés rencontrées par les femmes lorsqu'elles assument leur corps de femme enceinte. En effet, la réorganisation corporelle induite par la grossesse peut causer de réels torts narcissiques à certaines femmes et remettre en cause leur intégrité physique, leur beauté et leur féminité. L'utilisation de l'hypnose rendra leur appréciation de leur corps plus neutre.

L'hospitalisation des femmes enceintes est aussi l'occasion de pratiquer l'hypnose, qui est alors appliquée pour différentes raisons. Essentiellement, nous pouvons identifier la menace d'accouchement prématuré, de rupture prématurée de la poche à eau, de retard de croissance intra-utérin ou d'autres causes médicales.

Pour certaines femmes, l'hospitalisation est perçue comme une période de leur vie, et l'incapacité d'avoir une grossesse épanouie comme les autres femmes alimente l'anxiété et la culpabilité. L'hypnose permet aux femmes de mieux gérer leur séjour hospitalier et de gérer leurs crises d'angoisse, elle est donc perçue comme un véritable soutien psychologique.

Par ailleurs, une étude de Mamelle N (1997) a montré l'importance du soutien psychologique dans la prévention de l'accouchement prématuré. En fait, l'étude comportait deux groupes, dont 309 femmes dans le groupe expérimental et 323 femmes dans le groupe témoin. Les femmes du groupe témoin ont bénéficié du régime de traitement habituel. Dans le même temps, le groupe expérimental a reçu un soutien psychologique supplémentaire.

Une réduction significative des naissances prématurées a été observée dans le groupe expérimental : 12,3 % contre 25,7 % dans le groupe témoin.

Concernant les vomissements pendant la grossesse, Simon et Schwartz (1999) ont mené une étude de cas sur 138 patientes. Elle montre que 88% des gens récupèrent après 1 à 3 séances d'hypnose.

L'hypnose peut être un outil de choix pour les femmes ayant un bébé par le siège (la position, vous vous en rappelez ?). En effet, une étude cas-témoin de Mehl (1994) sur 100 femmes ayant des menstruations de 37 à 40 semaines a montré un taux de réussite de conversion spontanée de 81% dans le groupe hypnotique contre 48% dans le groupe témoin.

Les séances d'hypnose sont recommandées jusqu'à terme. Ces séances favorisent une relaxation totale, conçues pour éliminer la peur et l'anxiété, et pour interroger le subconscient des femmes sur les raisons pour lesquelles leurs enfants restent à leur place.

L'hypnose peut apporter des bienfaits avant même la conception. Lorsque la cause de l'infertilité est liée à une pathologie médicale établie, l'hypnose aide les patients à percevoir les soins de santé de manière moins menaçante, et si une intervention chirurgicale est nécessaire, l'hypnose peut aider à gérer la douleur. Lorsqu'on envisage la procréation médicalement assistée, l'hypnose peut apporter un soutien lors des soins médicaux, mais peut aussi accompagner la pénibilité du traitement.

Cependant, lorsque la cause de l'infertilité n'a pas été identifiée, l'approche est complètement différente. Le problème, alors, est d'abord de changer les croyances du patient sur les caractéristiques "inévitables" de l'impossibilité de concevoir. L'hypnose invite donc la patiente à se contenter d'attentes calmes et confiantes de grossesse, plutôt que d'attentes négatives et fatalistes d'échec.

Il s'agit ici de changer sa représentation négative de cette paroi utérine, qui a pour but de retenir l'ovule et de le nourrir tout au long de la grossesse.

Une étude réalisée en 2006 par Eliahu L et al., portant sur 96 patientes, a comparé les résultats du transfert d'embryon entre un groupe témoin qui a suivi un protocole de transfert standard et un groupe expérimental qui a bénéficié d'une réimplantation hypnotique. L'étude a conclu que l'hypnose doublait les chances de grossesse lors de l'implantation de l'embryon (60 % contre 30 % pour les femmes qui n'avaient pas bénéficié de l'hypnose).

Par exemple, lors du transfert d'embryons, afin de réduire le stress lié à l'intervention, il est demandé aux femmes de choisir des expériences antérieures « très agréables » à revivre sous hypnose. Il a également été demandé de le traiter comme "l'accueil des invités attendus depuis longtemps" lors de la mise en œuvre. Cette technique invite les patients à changer leur perception du comportement et de ses conséquences.

3. Per partum

A l'accouchement, si elle a bénéficié d'une séance d'auto-préparation à l'accouchement par hypnose pendant la grossesse, l'hypnose peut être pratiquée par la patiente elle-même, appelée autohypnose, ou par un médecin formé, même si la patiente n'a jamais participé à un cours d'hypnose, appelée hypnose temporaire.

Alors que la thérapie médicale, y compris l'analgésie péridurale, peut fournir une excellente analgésie, il est nécessaire de prendre en compte les composantes émotionnelles et cognitives de la douleur qui sont propres à chaque patient. L'hypnose invite alors la patiente à mobiliser ses propres ressources pour changer sa perception du travail et de la douleur de l'accouchement. L'hypnose favorisera alors des changements dans les composantes cognitives et émotionnelles de la douleur, comme elle le fait dans l'environnement de la douleur.

Car même si l'accouchement n'est pas chronique, les projections d'anxiété qui peuvent se développer tout au long de la grossesse voire des années peuvent contribuer à la présentation des douleurs de l'accouchement pendant longtemps.

Selon Landolt et Milling (2011), l'hypnose est efficace dans les interventions pendant le travail. Il compare ces différentes études.

L'analgésie péridurale semble être moins fréquemment utilisée lorsque les patients bénéficient de séances d'autohypnose. Les nouveau-nés du groupe "hypnotique" de meilleurs scores d'Apgar. Comparativement aux patients sans hypnose, ils ont utilisé moins d'analgésiques, moins de péridurales et moins de complications et d'interventions chirurgicales. Les heures de travail sont plus courtes. Conformément à cet examen, la recherche a conclu que l'hypnose réduit l'utilisation des médicaments anesthésiques pendant le travail.

La pratique de l'autohypnose dans la gestion de la douleur en salle d'accouchement lors d'une étude de Lhoutellier L (2013) sur 40 mères ayant suivi un cours d'autohypnose montre que 87,5% des femmes ont indiqué que le processus d'hypnose les avait aidées à changer à différentes étapes du travail leurs sensations physiques. 62,5% d'entre elles ont déclaré avoir pu rester chez elles lors des premières contractions utérines douloureuses du début du travail. Ces résultats suggèrent que la douleur des contractions utérines peut être plus facilement contrôlée pendant l'hypnose. Ces résultats sont cohérents avec l'étude Harmond incluant 60 femmes nullipares, qui a montré que les patientes ayant reçu 6 séances d'hypnose avaient une plus grande capacité à réduire la douleur pendant le travail.

4. Post partum

L'hypnose peut aider après l'accouchement à gérer le stress quotidien créé par les nouveaux tissus qui accompagnent l'arrivée d'un nouveau-né, ainsi que les moments de fatigue liés au manque de sommeil ou à l'anxiété de ne pas être "à la maison". L'autohypnose peut vous permettre de vous recentrer sur votre capacité à être dans l'instant présent et d'évacuer le stress souvent causé par des amis ou des membres de votre famille qui vous prodiguent des tonnes de conseils. Enfin, un moment d'allaitement peut devenir un moment spontané personnalisé. L'autohypnose, vous permet de mettre du temps et des obligations entre parenthèses et une relation privilégiée avec votre bébé.

d'allaitement peut devenir un moment spontané personnalisé. L'autohypnose, vous permet de mettre du temps et des obligations entre parenthèses et une relation privilégiée avec votre bébé.

Chapitre 7 : L'hypnonaissance : comment ça marche ?

1. Comment fonctionne vraiment l'hypnonaissance ?

L'hypnonaissance repose sur 3 piliers fondamentaux : la respiration, la relaxation, la visualisation. Cette forme de préparation à l'accouchement peut être initiée dès le 4ème mois de grossesse par un praticien expérimenté à cette méthode.

L'hypnonaissance s'adresse à toutes les futures mamans, et particulièrement à celles qui redoutent l'accouchement. La préparation à la naissance par hypnonaissance se déroule sur plusieurs séances, menées par un praticien spécialisé. Le vocabulaire employé est toujours positif : une contraction est nommée "vague", la douleur devient "intensité". Sur fond de relaxation, la future mère évoque son corps de façon positive, et le bébé est appelé à collaborer à sa propre naissance.

L'hypnonaissance est un excellent moyen de réduire la douleur et le stress de l'accouchement ainsi que de créer une expérience d'accouchement plus facile pour vous et votre bébé. De plus, cela vous rendra plus confiante quant à l'accouchement, ce qui signifie que cela vaut vraiment la peine d'essayer si cela ressemble à quelque chose qui pourrait vous intéresser !

Ainsi, l'hypnose aide à réduire le stress et l'anxiété pendant la grossesse ainsi que durant l'accouchement. Cela vous rend plus réceptif aux instincts de votre corps pour accoucher, ce qui réduit les niveaux de douleur. Cela crée également un sentiment de sécurité et de confiance.

L'hypnose pendant le processus d'accouchement peut se faire de différentes manières, à travers différentes méthodes telles que la méditation, la relaxation ou les techniques de transe, pour ne citer que quelques exemples. L'objectif est que vous puissiez puiser dans votre subconscient, ce qui permet aux femmes d'avoir une expérience d'accouchement plus facile.

Pour réussir l'hypnonaissance, vous devez pratiquer les techniques régulièrement. Cela aidera votre corps et votre esprit à s'y habituer afin que, au moment de l'accouchement, ces méthodes viennent naturellement, ce qui vous permet d'avoir une meilleure expérience de leur accouchement.

L'un des meilleurs moyens est d'écouter des audioguides pendant la grossesse pour s'habituer aux techniques qui seront ensuite plus efficaces lors de l'accouchement.

Pour vivre une expérience d'hypnonaissance réussie, il est crucial que votre partenaire vous soutienne et vous encourage.

De plus, il ne s'agit pas seulement d'écouter ou de regarder des vidéos : il s'agit également de pratiquer les techniques dans des situations réelles, ce qui signifie que vous devez sortir et découvrir un environnement différent, que ce soit à la maison ou en voyage. Cela aide votre esprit à se familiariser avec ces endroits afin que, lorsque vient le temps de l'accouchement, vous soyez plus détendue puisque ces souvenirs viendront naturellement en raison de la fréquence à laquelle ils ont été pratiqués pendant l'hypnonaissance.

2. Les techniques de l'hypnonaissance

a) La respiration

- Respirer pendant la grossesse : un bilan quotidien

Trouver le temps, l'énergie et la paix nécessaires pour affronter vos peurs ou faire tout ce qui nécessite une concentration mentale est un défi dans notre culture. Une femme enceinte a partagé qu'après des années de travail dans son bureau, elle avait coupé les sons des téléphones qui sonnaient.

Elle n'a même pas remarqué à quel point son bureau était bruyant jusqu'à ce qu'un collègue plus âgé la regarde de l'autre côté de la rangée de bureaux et lui dise : "Vous amenez cet enfant dans un monde de sons que mes bébés n'ont jamais entendus".

C'est vrai : en seulement une décennie ou deux, la technologie a radicalement changé le monde. Des téléphones portables aux guichets automatiques, des fours à micro-ondes aux amis Facebook, des DVD haute définition aux iPods, la technologie remplit nos journées d'images et de messages. C'est un monde bruyant et occupé qui peut évincer la paix dont nous avons besoin pour nous connecter avec nous-mêmes.

La connexion avec vous-même est d'ailleurs une tâche importante pendant votre grossesse. C'est un gros travail que de prêter attention à tous les changements physiques, émotionnels et spirituels que vous vivez. Il faut de la concentration pour envisager un avenir qui comprend un nouveau rôle et une nouvelle personne. Trouver un lieu de calme pendant quelques instants chaque jour peut vous aider à faire ce travail crucial.

Même si votre espace et votre emploi du temps sont encombrés, vous pouvez trouver un lieu et un moment pour avoir un rendez-vous quotidien avec vous-même. Vous pouvez peut-être vous retirer dans le coin de votre chambre, la salle de bain, un placard ou une pièce vide sur votre lieu de travail.

Vous pouvez mettre en place une routine, comme par exemple quelques moments de silence, de méditation ou de prière. Vous pouvez utiliser ce temps pour entrer en contact non seulement avec vos sentiments, mais aussi avec votre corps et le petit qui prend de plus en plus de place. Fermez les yeux un instant et écoutez votre respiration, puis faites l'inventaire de vous-même : Y a-t-il des zones tendues dans votre corps, cou, épaules, gorge, mains, dos ?

Quelque chose vous trotte dans la tête ?

Faire un examen complet du corps et de l'esprit vous aidera à identifier ce qui doit être libéré, détendu ou traité.

La respiration consciente (en particulier la respiration lente) réduit la fréquence cardiaque, l'anxiété et la perception de la douleur. Cela fonctionne en partie parce que lorsque la respiration devient une priorité, d'autres sensations (comme la douleur du travail) se déplacent au bord de votre conscience.

La respiration consciente est un outil de travail particulièrement utile, car non seulement elle vous permet, à vous et à votre bébé, de bien s'oxygéner, mais elle est également facile à apprendre et à utiliser. C'est naturellement rythmé et facile à intégrer dans un rituel. Et le meilleur de tous, la respiration, est la seule stratégie d'adaptation qui ne peut pas vous être enlevée même si vous êtes coincée dans un lit.

La respiration consciente (ou schématique) était autrefois la marque de fabrique de l'éducation à l'accouchement. Pour de nombreuses femmes, c'est toujours un moyen important de rester détendue et de maîtriser leurs contractions.

Il est vrai que la respiration consciente peut vous aider à vous détendre et à ressentir moins de douleur pendant les contractions. Il n'y a pas de bonne façon de respirer pendant le travail, malgré ce que les autres peuvent vous dire. Une respiration lente et profonde aide la plupart des femmes à gérer la douleur des contractions. Mais la bonne façon de respirer est celle qui vous convient le mieux. Des problèmes comme votre nombre de respirations par minute, respirer par le nez ou la bouche, ou faire des sons avec vos respirations ne sont importants que s'ils font une différence pour vous.

Cela peut vous aider à avoir une concentration visuelle pour accompagner votre respiration consciente. Vous pouvez visualiser une image les yeux fermés, vous concentrer sur une image ou un objet spécial de chez vous, garder les yeux sur votre partenaire ou simplement fixer un point sur le mur.

Vous découvrirez ce qui vous convient le mieux. Et ce qui fonctionne le mieux changera probablement au fur et à mesure que vous avancerez dans le travail.

De nombreuses femmes pratiquent la respiration pendant la grossesse en utilisant la respiration consciente lorsque la vie quotidienne présente des situations stressantes, comme être prises dans la circulation, être en retard pour une réunion importante ou s'inquiéter pour un certain nombre de choses.

La respiration pendant la grossesse est très importante pour votre futur bébé et vous.

La majeure partie de votre respiration tout au long du travail sera une respiration abdominale ou thoracique contrôlée, tant qu'il s'agit de la méthode qui s'avère être la plus confortable pour vous.

- Principes de base de la respiration

o Respiration purificatrice

Un soupir profond qui dilate complètement vos poumons lors de l'inspiration et libère de l'air lors de l'expiration. Vous devez toujours prendre une respiration de nettoyage lorsque vous sentez que votre contraction commence et lorsque la contraction est terminée.

o Respiration abdominale

Inspirez doucement et lentement, la bouche fermée, en permettant à la paroi abdominale de se soulever le plus loin possible. Expirez ensuite par la bouche en laissant tomber la paroi abdominale. La poitrine reste immobile. Essayez de placer doucement vos mains de chaque côté de votre abdomen et sentez la paroi abdominale se dilater lorsque vous inspirez et se détendre lorsque vous expirez.

o Respiration thoracique

Placez vos mains sur les côtés de votre cage thoracique. Votre abdomen restera relativement immobile, mais vous sentirez votre paroi thoracique se déplacer vers l'extérieur lorsque vous inspirez et vers l'intérieur lorsque vous expirez.

o Halètement

Ouvrez la bouche et haletez, comme un chien. Prenez des respirations rapides et peu profondes. Vous devrez peut-être respirer de cette façon pendant la transition lorsque vos contractions sont très fortes ou lorsqu'il est nécessaire de ralentir la naissance du bébé pour éviter les déchirures, en particulier lors de l'accouchement.

Si vous devenez étourdie et que vos mains picotent, vous êtes en état d'hyperventilation. Cela peut arriver si vous inspirez trop profondément et/ou si vous pratiquez cette technique trop longtemps.

o « Pousser » spontané

Au cours de la deuxième phase du travail, vous pouvez laisser les envies de pousser spontanées déterminer quand et comment pousser. Vous pouvez renforcer cet effort grâce au fait de :

- Positionnement vertical
- Changements de posture fréquents
- Garder les bras et les jambes détendus
- Faire des « bruits » plutôt que de retenir et de pousser la respiration pendant une longue période
- Se concentrer sur les efforts de poussée

(Ne vous entraînez pas à pousser. Vous pouvez visualiser la deuxième étape du travail, ce que vous pourriez ressentir et comment vous réagirez à cette envie.)

o Retenir sa respiration

Cette technique de respiration peut être utilisée au cours de la deuxième phase du travail, pendant les contractions. Vous exercez une pression vers le bas sur le diaphragme et la cavité abdominale et donc, sur le haut de l'utérus, pendant que vous retenez votre respiration pour aider à faire sortir le bébé. (Ne poussez pas pendant la pratique)

3. Techniques de respiration d'hypnonaissance pour gérer la douleur et les muscles de votre utérus

La clé du succès de votre hypnonaissance est la relaxation. Plus vous êtes détendue, plus vos muscles deviendront souples et relâchés. Il sera donc beaucoup plus facile et plus rapide de faire naître votre bébé.

Les contractions sont une période excitante mais anxieuse, donc si vous cherchez un moyen de vous sentir plus détendue et confiante, l'hypnonaissance pourrait être la solution pour vous.

Pendant le travail, vous pourriez avoir mal. Respirer profondément permet à votre corps de mieux gérer la douleur. Il peut également aider avec les contractions utérines.

Pratiquez cette technique pendant au moins 12 minutes par jour avant d'accoucher. Cela ne prend que quelques minutes de votre temps chaque jour pour apprendre à le faire correctement. Vous serez étonnée de l'efficacité de cette technique dans la gestion de la douleur.

o   Respirez profondément et lentement par le nez.

o   Expirez lentement et complètement par la bouche.

o   Répétez ce cycle aussi longtemps que vous le souhaitez.

Vous pouvez également essayer les techniques suivantes pour vous aider à mieux respirer pendant le travail :

- Respiration calme

La première chose que vous devez savoir sur les techniques de respiration de l'hypnonaissance, c'est qu'elles ne se limitent pas seulement au moment où vous accouchez. Vous devriez les pratiquer tout au long de votre grossesse ainsi qu'à chaque contraction si possible - cela fera une énorme différence dans la façon dont vous vous sentez pendant le travail.

La principale méthode de respiration dans l'hypnonaissance est appelée "respiration calme", qui implique des respirations lentes et profondes. Ce type de respiration maintiendra votre rythme cardiaque bas et augmentera l'oxygénation, ce qui peut réduire la douleur et l'anxiété dans le corps.

Voici quelques étapes à suivre lors de la pratique de ces respirations :

o Trouvez un endroit confortable pour vous asseoir ou vous allonger.

o Fermez les yeux et détendez votre corps autant que possible.

o Inspirez lentement et profondément par le nez, en sentant l'air remplir complètement vos poumons.

o Retenez votre souffle pendant quelques secondes avant d'expirer lentement par la bouche.

o Répétez ce processus pendant plusieurs minutes.

La beauté de cette technique est que vous pouvez le faire à peu près n'importe quand et n'importe où - tout ce dont vous avez besoin est de quelques minutes pour vous. Vous pouvez le pratiquer allongée dans votre lit, assise à votre bureau ou même en vous promenant. Tant que vous respirez profondément et que vous vous concentrez sur la détente, vous le faites correctement.

- Contraction Respiration

Une fois que vous atteignez le stade du travail lorsque les contractions se produisent, vous devrez également commencer à pratiquer un type de respiration différent appelé « respiration de contraction ». Ce type de respiration est conçu pour vous aider à gérer la douleur et la tension du travail. C'est très similaire à la respiration calme, mais vous devrez vous concentrer sur l'expiration plutôt que sur l'inspiration. Cela aidera à relâcher la tension accumulée dans votre corps et à rendre la contraction plus gérable.

Voici quelques conseils pour pratiquer la respiration par contraction :

o Respirez profondément !

o Retenez votre souffle pendant quelques secondes avant d'expirer lentement par la bouche.

o En expirant, concentrez-vous sur la libération de toutes les tensions de votre corps.

o Répétez ce processus pendant plusieurs minutes.

La respiration par contraction est un peu plus difficile que la respiration calme, mais cela vaut vraiment la peine de la pratiquer pendant le travail.

Vous constaterez qu'il est utile de prendre des respirations plus courtes qu'avec la respiration calme, et vous devez absolument vous concentrer sur l'expiration plutôt que sur l'inspiration. N'oubliez pas de respirer profondément et de vous détendre le plus possible pour tirer le meilleur parti de cette technique. Cette technique de respiration aidera à la relaxation musculaire tout en obtenant un accouchement naturel parfait.

4. Autres techniques de respiration

En plus de la respiration calme et de la respiration par contraction, il existe quelques autres techniques de respiration qui pourraient vous être utiles. La « respiration par vagues » en est un exemple : elle consiste à prendre des respirations courtes et rapides entre chaque contraction. Ce type de respiration aide à dynamiser votre corps et à rester concentré pendant le travail. « Pant and Push » est une autre technique qui est utile pour la gestion de la douleur.

C'est une variante de la respiration par contraction, et vous commencerez par prendre plusieurs respirations profondes par le nez. Ensuite, lorsque la contraction se produit, expirez plusieurs petites respirations par la bouche tout en appuyant comme si vous alliez à la selle.

Cela aide à soulager toute pression ou inconfort pelvien qui accompagne l'accouchement. Parlez à votre sage-femme ou à votre doula de ces techniques de respiration et d'autres techniques d'hypnonaissance pour voir celles qui vous conviennent le mieux.

5. La relaxation

Avoir un bébé ne vous laisse pas beaucoup de temps libre, alors si vous êtes enceinte pour la première fois, profitez-en pour passer du temps avec vous-même.

Il existe de nombreuses raisons d'utiliser la relaxation avant, pendant la grossesse. Il existe différents types de relaxation qui peuvent être utilisés, et les avantages sont les suivants :

• Sentir que vous avez une meilleure capacité à faire face au stress.

• Permettre de s'éloigner des problèmes, des difficultés et des responsabilités. Fournit à votre corps un "repos" contre les effets du stress.

• Améliorer votre sentiment de bien-être.

• Réduire l'anxiété.

• Réduire les effets de la fatigue et de l'épuisement causés par le stress.

• Moins de courbatures et de douleurs sont ressenties, car elles peuvent être dues à une tension musculaire accrue.

• La tension artérielle est réduite en pratiquant la relaxation.

• L'imagerie visuelle aide à utiliser votre imagination de manière positive - parfois nous imaginons des choses qui augmentent la tension et causent du stress et de l'anxiété. Utiliser régulièrement votre esprit d'une manière différente aide à les surmonter ou à changer l'orientation de votre esprit.

• Votre bébé aura une maman plus détendue et profitera des avantages de moins de tension physique dans le corps pendant la grossesse.

• Après la grossesse, votre bébé peut ressentir une tension supplémentaire provenant de sa maman ou de son papa - la relaxation aide à la réduire et donc à vous calmer, vous et votre bébé, plus facilement.

• Des relaxations spécifiques aident à affronter la peur, les frustrations et les angoisses.

• Techniques relaxation pour le travail et l'accouchement

Les techniques de relaxation utilisées avec la respiration contrôlée vous offriront un meilleur contrôle pendant votre travail et votre accouchement. La capacité à se détendre conservera l'énergie tout au long de la première étape du travail. Se détendre consciemment entre les contractions rend les pauses plus reposantes. Vous trouverez également plus de force pour la deuxième étape (poussée) du travail. Avec de la concentration et de la pratique, vous reconnaîtrez même une petite quantité de tension.

Pour aider à la détente :

o Prévoyez du temps et occupez-vous de toute question qui nécessite votre attention afin de ne pas être interrompu.

o Portez dés vêtements amples

o Videz votre vessie

o Mettez de la musique relaxante

o Trouvez une position confortable dans laquelle votre corps est bien soutenu, en utilisant des oreillers si nécessaire

Après vous être installée dans une position confortable, fermez les yeux et imaginez que vous êtes entouré de belles scènes. Imaginez une scène ou un objet que vous trouvez relaxant et sûr ; les exemples pourraient inclure un jardin, un lieu de pique-nique préféré, un bain chaud ou sur une plage. Pensez aux sites que vous verriez, aux sons que vous entendriez et aux sensations que vous ressentiriez.

La relaxation progressive vous aide à apprendre à détendre consciemment vos muscles en apprenant à ressentir la différence entre les muscles tendus et détendus. Tendre et détendre consciemment vos muscles vous aidera pendant votre travail. Comme pour les autres compétences, la pratique est essentielle pour atteindre l'efficacité.

Pratiquez quotidiennement des techniques de relaxation pendant des périodes de 15 à 30 minutes.

Prendre le temps de se détendre tous les jours peut prévenir l'accumulation de tension et de fatigue. La capacité à se détendre est également précieuse pour d'autres moments de votre vie où la tension se développe.

6. La visualisation

Une visualisation semble un peu hippie, n'est-ce pas. Et pourtant, c'est un outil utilisé par certains des plus grands athlètes, psychologues, entrepreneurs et personnes qui réussissent dans le monde utilisent cette technique pour se concentrer.

Alors pourquoi ne pas utiliser cette technique lors d'un cours de préparation à la naissance. Préparer les parents de la meilleure façon possible en se concentrant sur un bon résultat de naissance.

Il est important de remplir votre subconscient d'images puissantes et réelles plutôt que de se laisser prendre au jeu de tous les films sensationnels où les femmes crient et sont complètement impuissantes pendant le travail et l'accouchement.

Il n'y a pas grand-chose que j'interdis mais je recommande de ne pas regarder autre chose que des histoires de naissance positives, des films, etc.

Par exemple, une visualisation visuelle peut consister à regarder une belle image qui vous fait vous sentir bien ou vous fait sourire. Dès que vous détournez votre attention de l'image, ce sentiment peut disparaître ou rester avec vous.

La pratique est la clé. On ne peut pas courir un marathon sans entraînement. La même chose avec l'HypnoNaissance et toutes les techniques belles et puissantes. Vous devez pratiquer activement pour les imprimer dans votre subconscient.

Faisons un petit test.

Asseyez-vous quelque part dans votre maison où vous vous sentez le plus à l'aise, choisissez votre morceau de musique préféré, respirez profondément pendant quelques secondes et concentrez-vous sur l'image de cette page. Concentrez-vous sur les couleurs, les formes et ressentez ce que ces images vous font ressentir. Peut-être avez-vous aimé, peut-être avez-vous besoin de plus de pratique…. il n'y a pas de bonne ou de mauvaise façon parce que c'est votre façon.

Une visualisation parlée, c'est quand vous vous asseyez confortablement, respirez profondément pendant quelques secondes et commencez à écouter une méditation parlée ou guidée qui se concentre sur des images à créer dans votre propre esprit.

La visualisation est une excellente technique de relaxation pour presque tout le monde. Cela peut être fait dans de nombreuses situations et a un grand potentiel pour être très individualisé, même si c'est quelque chose dont beaucoup de gens n'entendent pas parler jusqu'à ce qu'ils aient suivi un cours de relaxation ou un cours d'accouchement en préparation à leur naissance.

Lorsque nous parlons de visualisation, la plupart des gens vont penser à des choses comme lire des scénarios de marche dans la forêt ou s'allonger sur la plage en écoutant les vagues. Cela peut effectivement être un exercice de visualisation. Cependant, ce qui fonctionne le mieux est généralement quelque chose de personnel.

o   Revivre une expérience positive

Beaucoup de gens me disent qu'ils aiment revivre une expérience positive comme un rendez-vous, des vacances ou leur mariage. Cette approche personnalisée est très utile pour les personnes hésitantes ou ayant des difficultés à visualiser. Tout ce qu'ils ont à faire est de recréer des images d'un moment agréable de leur vie pour obtenir une image mentale.

Vous pouvez le faire en racontant l'événement par votre partenaire. Le partenaire doit s'assurer d'inclure tous les détails pour aider la mère à se souvenir. Cela inclut des choses comme les images, les odeurs, les goûts et les sons, le cas échéant. L'utilisation de tous les sens est importante. Emmener votre partenaire à travers l'expérience avec l'utilisation des sens aidera à revivre l'expérience et à peindre une scène très vivante.

o   Créer un environnement idéal

D'autres trouvent que l'utilisation de la vie réelle est ennuyeuse et utilisent la visualisation pour produire une scène qu'ils désirent, par exemple, leur naissance idéale. C'est en fait une technique privilégiée dans les cours d'accouchement.

o   Visualiser le travail

Une autre façon d'utiliser efficacement la visualisation pendant le travail est de l'utiliser pour aider à dessiner une image de ce qui se passe à l'intérieur du corps. Expliquer ce qui se passe dans le corps et utiliser ces images comme outil de relaxation est également bénéfique.

Un processus qui est souvent discuté en termes de visualisation est celui de l'ouverture du col de l'utérus. La bouche de l'utérus est quelque chose qui est surveillé pendant le travail d'accouchement pour aider à évaluer le processus. Cependant, comme il est interne et difficile à atteindre pendant la grossesse, il faut simplement imaginer à quoi il ressemble et ce qu'il fait. Parfois, les femmes veulent imaginer à quoi ressemble un vrai col de l'utérus. Cela peut provenir de dessins médicaux dans un livre sur la grossesse ou d'une affiche lors d'un cours sur l'accouchement.

D'autres mères veulent utiliser une visualisation d'un bébé descendant et sortant à travers quelque chose comme un col roulé. Cela peut démontrer efficacement comment le col de l'utérus s'ouvre (se dilate) et comment il s'amincit (s'efface). Une autre option serait d'utiliser quelque chose d'un peu plus abstrait, comme l'ouverture d'un bouton floral. Vous pourriez entendre quelqu'un parler d'un petit bouton de rose et regarder lentement les pétales se dilater jusqu'à ce qu'il soit enfin ouvert.

Vous pouvez même choisir un objet inanimé. Il peut s'agir d'une photo, d'une carte de relaxation spéciale ou d'une feuille de papier solide, tout ce qui fonctionne.

7. Principaux conseils pour un ancrage plus profond

o   Respiration ascendante

Continuez votre pratique habituelle de respiration ascendante tout en pensant et en visualisant « Up ». Mais en plus - commencez à utiliser la respiration tout en écoutant un son d'hypnonaissance.

o   Couleur

Si votre couleur fétiche se trouve dans un morceau d'hypnonaissance, commencez à approfondir votre association en l'imaginant également dans votre lieu sûr. Procurez-vous une couverture, un coussin, une écharpe ou une peluche assortie à la couleur de votre ancre. Votre partenaire pourrait même porter cette couleur pendant l'accouchement !

o   La voix de votre partenaire

Vous associez déjà sa voix à la confiance et à l'amour ? Donc, lui demander d'enregistrer les sons de relaxation d'hypnonaissance peut améliorer l'effet relaxant et même augmenter le sentiment de paix que vous avez lorsque votre partenaire parle !

o   L'endroit où vous pratiquez l'hypnonaissance

Cet endroit deviendra très vite un point d'ancrage rassurant, alors soyez flexible sur l'endroit où vous pratiquez vos relaxations d'hypnonaissance.

"Sur une note personnelle, lors de ma première grossesse, je n'ai pratiqué l'hypnose que dans mon lit chaud et douillet. Pendant l'accouchement, je me suis détendue en toute confiance lors du travail, blottie dans mon lit, mais je me suis retrouvée incapable de maintenir mon hypnose dans la voiture ou à la maternité (mais j'ai eu mon bébé en moins d'une heure de toute façon)".

o   La position dans laquelle vous pratiquez l'hypnonaissance

Comme ci-dessus, la variété de la grossesse vous donnera une flexibilité dans le travail. Se coucher est le plus facile, mais s'entraîner aussi sur un ballon d'accouchement, sur le canapé, même dans la voiture. Entraînez-vous à différents moments de la journée ! Alors que la plupart des femmes aiment travailler pendant les heures d'obscurité, il y a toujours des exceptions - et l'exception, c'est peut-être vous !

Chapitre 8 : Accoucher sans douleur avec l'hypnose

1. Habitudes d'hypnonaissance à pratiquer au quotidien

Que vous pratiquiez l'hypnonaissance ou la relaxation, n'oubliez pas de toujours garder les yeux fermés pendant ces techniques d'hypnonaissance afin que vous puissiez apprendre à vous détendre dans le noir.

Essayez, si vous le souhaitez, d'utiliser des enregistrements de visualisation guidée tout en pratiquant dans un cadre calme où vous pourrez vous reposer confortablement. Il est généralement préférable d'écouter les enregistrements d'hypnothérapie avant d'aller dormir ou lorsque vous avez du temps libre pour ne pas perturber vos séances.

- Exercices de respiration pour la grossesse

L'une des meilleures choses que nous puissions faire pour nous et nos bébés pendant la grossesse est de prendre du temps chaque jour pour nous concentrer sur notre respiration et pratiquer quelques exercices de respiration doux.

Respirer profondément et lentement aide à activer le système nerveux parasympathique, responsable de l'apaisement du corps. Nos bébés sont également plus susceptibles d'être calmes lorsque nous sommes calmes. Alors, respirez profondément par le nez et expirez lentement par la bouche. Répétez cela plusieurs fois et remarquez comment votre corps commence à se sentir plus détendu.

Si vous vous sentez stressée ou anxieuse à un moment quelconque de votre grossesse, prenez quelques minutes pour arrêter ce que vous faites, fermez les yeux et concentrez-vous sur votre respiration. Respirez profondément et lentement jusqu'à ce que vous sentiez votre corps commencer à se détendre. Il est important de rester calme pendant la grossesse afin que vous puissiez profiter de ce moment privilégié et créer des liens avec votre bébé.

• Remplacez vos peurs d'accoucher par la confiance en votre corps

La plupart des femmes n'ont jamais été exposées à des histoires de naissance positives et ont des peurs en ce qui concerne la naissance. Une partie essentielle de la préparation à l'hypnonaissance consiste à connaître les capacités miraculeuses du corps féminin à créer la vie et à la mettre au monde.

Cela signifie vous poser des questions sur vos propres croyances sur ce qu'est vraiment la naissance, puis rechercher de vraies histoires et de vraies expériences qui pourraient élargir votre réflexion.

Cela peut signifier lire des livres sur la grossesse ou regarder des vidéos d'autres femmes partageant leurs histoires de naissance. Lorsque vous élargissez vos connaissances, vous pouvez penser rationnellement et clairement à la naissance et avoir une attente positive pour l'expérience qui vous attend.

Beaucoup de femmes qui veulent de tout cœur être mères redoutent la perspective d'avoir à accoucher. En fait, alors que presque toutes les femmes ressentent une certaine anxiété à l'idée d'accoucher, 6 à 10 % des femmes enceintes souffrent d'une peur intense. Cela peut se manifester par des symptômes tels que des cauchemars, des palpitations cardiaques, des étourdissements, un essoufflement, un pouls accéléré et des difficultés de concentration. La bonne nouvelle est qu'il existe des moyens de réduire votre peur de l'accouchement. En voici 10 :

- Repérez la source de votre anxiété

Certaines expériences peuvent déclencher une peur intense des contractions. Ces peurs incluent des antécédents d'abus ou de viol, une fausse couche ou une mortinaissance passée, un précédent accouchement difficile, et une exposition excessive à des histoires de travail traumatisantes. Les femmes ayant des antécédents d'anxiété, de dépression et de faible estime de soi sont également à risque, selon une étude de 2008 publiée dans la revue internationale OBGYN BJOG. Comprendre pourquoi vous avez si peur est un premier pas vers l'apaisement de ces sentiments, et tenir un journal peut aider.

- N'attendez pas les derniers mois

Commencez à identifier et à gérer vos peurs au début de votre grossesse, pas à la fin. Il y a de fortes chances que vos inquiétudes soient profondément enracinées, et cela peut prendre du temps pour aller à leur racine et y répondre. L'anxiété a tendance à augmenter à mesure que la grossesse progresse, devenant plus intense à l'approche de la date d'accouchement, alors essayez de trouver la source et les solutions dès le début.

- Envisager une thérapie

Une étude menée en Finlande a révélé que les femmes ayant une peur intense du travail d'accouchement qui suivaient une thérapie cognitive (par la parole) connaissaient un accouchement plus court avec moins de césariennes que celles qui n'en avaient pas. Si vous sentez que votre peur prend le dessus sur d'autres aspects de votre vie, comme vos relations intimes, je vous suggère de consulter un thérapeute.

- Apprenez des techniques de relaxation

Pratiquer l'autohypnose, méditer et faire des exercices de respiration pendant que vous attendez peut vous aider à vous calmer pendant la grossesse et l'accouchement. Écouter des morceaux de relaxation guidée qui décrivent votre endroit paisible parfait est une autre option efficace.

- Partagez vos peurs

N'hésitez pas à dire à votre médecin ou à votre sage-femme que vous avez peur ; le simple fait d'en parler aide, et ce professionnel de la santé peut avoir des idées sur la façon de réduire votre anxiété. Parfois, le simple fait d'apprendre à quelle fréquence les complications de l'accouchement se produisent, par exemple, vous rassure. Si votre soignant ne semble pas écouter ou manque de compassion, envisagez d'en trouver un autre.

- Mettez vos peurs par écrit

Créez un plan de naissance d'une page qui inclut vos désirs concernant des options telles que les analgésiques, les positions de travail et la surveillance fœtale ainsi qu'une explication honnête de vos peurs. Partagez-le avec votre soignant lors d'une visite prénatale et ayez une copie prête à remettre aux infirmières lors de votre admission à l'hôpital. Savoir que vos soignants sont au courant de vos inquiétudes vous aidera à vous rassurer.

- Avoir une doula

Les doulas passent plus de temps avec les femmes pendant les visites prénatales et le travail, et leur présence et leurs idées vous aideront à faire face à vos peurs. Votre doula vous comprend et restera avec vous pendant l'accouchement.

- Évitez les histoires négatives

Ne regardez pas d'émissions de télévision effrayantes sur l'accouchement, ne lisez pas d'histoires d'horreur ou n'écoutez pas des amis raconter les détails sanglants de leur accouchement. Certains experts pensent que la peur de l'accouchement s'est généralisée depuis l'avènement des représentations sensationnelles de l'accouchement.

- Renseignez-vous sur le soulagement de la douleur

La plupart des femmes craignent dans une certaine mesure la douleur de l'accouchement, mais savoir qu'il existe des moyens de soulagement sûrs et efficaces aidera à réduire votre anxiété. Suivez un cours sur l'accouchement, discutez au préalable avec votre soignant des médicaments et des autres méthodes de soulagement de la douleur et incluez vos intentions dans votre plan de naissance.

- Explorez vos options

Certaines femmes craignent l'expérience typique de l'accouchement à l'hôpital. Avec l'hypnonaissance vous avez plusieurs alternatives, comme avoir votre bébé dans une maison de naissance conviviale qui permet aux femmes d'accoucher dans différentes positions et d'avoir plus de contrôle sur leur expérience et leur environnement, peut souvent apaiser ces craintes.

- Reconnaître et libérer la honte corporelle

Beaucoup de femmes ont appris à ressentir un sentiment de honte vis-à-vis de leur corps. Surtout quand il s'agit de tout ce qui a à voir avec le sexe, la naissance ou tout ce qui concerne les parties les plus féminines du corps. Passer du temps à apprendre la naissance et la façon dont votre corps est fait pour donner naissance est une partie cruciale du processus d'hypnonaissance. Pratiquer la gratitude pour votre corps et son pouvoir est une technique clé d'hypnonaissance.

Cela équivaut à nourrir votre corps avec des massages doux. Ou cela peut s'exprimer par des affirmations telles que "Je fais confiance à mon corps". Passer du temps à garder de la gratitude, de l'amour et de l'attention pour votre corps est une partie clé et souvent négligée de l'hypnonaissance.

La grossesse n'est pas toujours le moment magique qu'on nous fait souvent croire. Non seulement les symptômes comme les nausées et les maux de dos peuvent être difficiles à gérer, mais c'est un événement important de la vie qui affectera votre humeur et vos émotions. Même s'il s'agit d'une partie normale de la grossesse, voir votre corps changer peut légitimement être difficile.

De nombreuses mères ont du mal à traiter mentalement les changements corporels pendant la grossesse. Selon une enquête menée auprès de plus de 1 500 femmes, un peu plus de 41 % des femmes qui avaient été enceintes ont déclaré se sentir plus négatives à propos de leur corps par la suite. 18% supplémentaires se sentaient « beaucoup plus négatives », tandis que 23% se sentaient « légèrement plus négatives » à propos de leur corps après la grossesse.

Ce que nous ressentons à propos de notre corps est une question complexe, souvent influencée par des idéaux de beauté sociaux et culturels stricts et irréalistes. Nos expériences personnelles, telles que l'intimidation, les traumatismes, notre santé et nos relations, contribuent également à une image corporelle négative.

Les réseaux sociaux jouent souvent un rôle important, car ils nous offrent la possibilité de nous comparer à d'autres personnes et à des corps idéalisés. Ce que nous voyons sur Instagram, TikTok et Pinterest est rarement un véritable aperçu de la vie des autres, ce qui nous amène à avoir des attentes irréalistes quant à nos propres expériences.

- Rester actif

Nous avons tendance à associer l'exercice à la perte de poids, mais c'est un excellent moyen d'améliorer aussi notre santé mentale. L'activité physique soulage les sentiments d'anxiété, de tension et de stress, tout en améliorant le bien-être grâce à la libération d'endorphines.

Rester active tout au long de la grossesse vous permettra non seulement de rester en forme physiquement, mais aussi de vous sentir mieux psychologiquement. Il existe de nombreux exercices sans danger pour la grossesse, tels que la natation, le vélo, la course, la marche et la musculation.

Renouez avec votre corps de manière positive, peut-être grâce à un massage de grossesse, au Pilates ou au yoga. Quoi que vous fassiez, essayez de vous concentrer sur ce que vous ressentez plutôt que sur votre apparence. Votre santé et votre bébé sont bien plus importants.

- Essayez d'être réaliste quant à votre poids

Il est naturel de prendre du poids pendant la grossesse. En plus du petit être humain que vous faites grandir, d'autres facteurs contribueront à votre prise de poids. Cela comprend le placenta, le liquide amniotique, l'eau supplémentaire dans le corps et les seins en croissance.

Ces changements peuvent sembler étranges et inconfortables, mais il est important d'être réaliste quant à la prise de poids normale et souhaitable.

Avoir une alimentation équilibrée et rester active vous aidera à maintenir un poids idéal pendant la grossesse. Cela suppose de devoir manger beaucoup de grains entiers et d'aliments riches en fibres, au moins cinq portions de fruits et légumes chaque jour et réduire les aliments et les boissons riches en matières grasses ou en sucre.

- Obtenez de l'aide professionnelle

Si vous avez des problèmes de santé mentale ou si vous souffrez d'anxiété ou de dépression pendant la grossesse, il est important d'en parler à votre médecin.

Parfois, une mauvaise image corporelle est liée à des expériences passées négatives. La thérapie par la parole et les conseils sont un bon moyen d'explorer ces sentiments et de surmonter les problèmes de santé mentale.

Si votre détresse a un impact significatif sur votre vie, ou si elle évoque un traumatisme passé ou exacerbe des difficultés préexistantes, il se peut qu'il soit utile de rechercher un soutien thérapeutique.

• Parlez à des personnes de confiance

Il est important de ne pas garder pour vous les sentiments ou les émotions négatives. Parlez à des amis ou à votre famille de confiance de ce que vous ressentez et de toute inquiétude que vous pourriez avoir. Ils n'ont peut-être pas de réponses, mais partager un problème est une bonne façon de le rendre moins accablant.

Parler à d'autres amies enceintes vous aidera aussi. Des applications comme Peanut connectent les femmes avec d'autres et il peut également y avoir des groupes locaux de soutien par les pairs dans votre région.

• Évitez la négativité

Souvent, les mères hypnonaissantes créent une bulle de paix ou de positivité autour d'elles. Oui, cela semble un peu niais, mais la science a clairement montré que le stress affecte un bébé en pleine croissance, même dans votre ventre.

Dans le monde de l'hypnonaissance, cela signifie dire non aux choses qui sont intrinsèquement stressantes comme regarder les informations télévisées, les gens ou les événements qui vous épuisent, et même les émissions de télévision qui vous stressent inutilement ou vous donnent des cauchemars.

En termes plus pratiques, cela signifie également chercher à comprendre ce qui cause le plus de stress dans votre vie et prendre des mesures simples pour résoudre les problèmes sous-jacents de ces facteurs de stress uniques.

Pendant la grossesse, beaucoup de pensées négatives se réfugient dans l'esprit d'une femme. Ainsi, il devient extrêmement important pour une femme enceinte de faire face à une telle négativité et de rester heureuse. Rester positif pendant la grossesse est sain pour le bébé et la mère.

Comment faire face aux sentiments négatifs pendant la grossesse ?

• Encouragez la positivité dans votre vie

Il est absolument nécessaire d'adhérer à la positivité au quotidien. Un état d'esprit positif peut vous faire gagner les batailles les plus difficiles et cela devrait être votre devise.

• Faites ce qui vous rend heureux

Rien dans ce monde ne vous apportera plus de bonheur que de prendre du temps pour vous. Profitez du temps seule avec votre bébé et faites des choses que vous aimez. Vous pouvez poursuivre votre propre passe-temps, chanter pour votre bébé et lui parler en lui transmettant vos sentiments. Vous vous sentirez plus proche de votre bébé et créerez avec lui un lien qui renforcera votre relation a sa naissance.

• Dorlotez-vous

Il est très important de s'occuper de soi. Sortez et engagez-vous dans différentes activités. Sortir avec vos amis, regarder votre film préféré, vous promener dans le jardin, vous détendre dans un spa ou faire du yoga pour la grossesse sont toutes des options saines et vous aideront à gagner en positivité.

• Tenir un journal de grossesse

C'est une façon intéressante de rassembler vos souvenirs au fil des jours. Notez vos pensées et vos sentiments que vous rencontrez tous les jours. Il y aura de multiples changements dans votre corps que vous pourrez noter pour vous sentir plus léger et partager en quelque sorte vos émotions face au premier mouvement de votre bébé et à votre connexion grandissante avec lui.

- Connaître le facteur qui est sous votre contrôle

Ne vous découragez pas parce que vous êtes émotionnellement faible en ce moment. De nombreux facteurs sont sous notre contrôle, comme vous tenir à l'écart des pensées négatives et accueillir une nouvelle positivité dans notre vie. Il y a certains facteurs naturels sur lesquels vous ne pouvez pas avoir de contrôle, alors essayez d'avoir un état d'esprit qui ne vous oblige pas à être anxieux et énervé par un tel événement.

- Traitez bien votre corps

Il est important, avant toute chose, que vous aimiez davantage votre corps. Profitez de cette phase bénie de la vie. Tous ces changements physiques sont temporaires, ne laissez pas votre confiance se briser. Sortez et promenez-vous, respirez l'air frais et profitez de la fraîcheur.

- Adoptez une alimentation saine

Il est nécessaire que vous adoptiez une alimentation équilibrée et nourrie pour garder votre bébé et vous-même en bonne santé. Comptez davantage sur les fruits et les légumes à feuilles vertes qui font du bien à votre corps. Réduisez ou évitez la malbouffe autant que vous le pouvez. Manger sainement vous aidera à être de bonne humeur et à éloigner les pensées négatives aléatoires.

Consultez votre diététiste et planifiez votre alimentation en conséquence. Restez également hydraté pour éviter le stress et avoir une peau impeccable.

- Construisez un lien avec votre partenaire

C'est le meilleur moment où vous pouvez créer un lien avec votre partenaire plus fort qu'avant. C'est un voyage que vous traversez tous les deux, chérissez-le. Partagez et exprimez vos sentiments à votre partenaire. Passez du temps avec votre partenaire ainsi que le sentiment d'être parents bientôt.

- Pratiquez l'autohypnose avant de vous coucher

L'une des parties les plus importantes de l'hypnonaissance est la croyance que le corps réalise ce que l'esprit croit. Dans l'hypnonaissance, une technique importante consiste à pratiquer l'autohypnose ou à écouter les affirmations positives de la naissance pendant que vous vous endormez. Le but est de réécrire complètement vos croyances subconscientes sur la naissance.

Ainsi, lorsque l'accouchement commence, accueillez le processus avec douceur. Beaucoup de mamans finissent par se battre contre l'accouchement parce qu'elles ont peur de son intensité ou des complications qu'elles redoutent depuis des mois. Grâce à l'autohypnose et aux affirmations positives, les mères apprennent à accepter, à autoriser et à travailler avec les forces du travail.

- Respirez lentement et en contrôle pendant que vous vous dilatez

Si vous vous préparez à l'hypnonaissance, vous devez pratiquer cette technique de respiration.

Prenez une profonde respiration, une respiration qui remplit votre diaphragme et votre ventre. Ensuite, retenez-la juste un instant. Et enfin, relâchez-la lentement et intentionnellement en 6 ou 8 temps. Votre expiration doit être environ deux fois plus longue que votre inspiration.

Cela vous aide à activer votre système nerveux parasympathique. Ce qui est loin de dire que cela vous aide à vous détendre et à lâcher prise. Lorsque vous pratiquez ce type de respiration avant la naissance, non seulement vous vous améliorez, mais vous entraînez également votre corps à terminer plus efficacement les cycles de stress.

Plus vous serez efficace pour éliminer le stress de votre corps, moins vous ressentirez de douleur pendant l'accouchement. C'est donc une excellente technique d'hypnonaissance à pratiquer régulièrement.

- Utilisez la respiration J lorsque vous poussez

La respiration J est la technique d'hypnonaissance que vous devez utiliser lorsque vous ressentez le besoin de pousser votre bébé. Votre corps commencera naturellement à s'appuyer pendant les contractions. Vous devez permettre à votre corps de pousser de la manière qui lui semble la plus naturelle.

La respiration en J est un moyen de vous aider à vous concentrer, à rester calme et à garder le contrôle lorsque vous poussez. Lorsque vous respirez de cette façon, vous utilisez votre respiration pour visualiser le fait de pousser votre bébé vers le bas, puis vers le haut, comme en forme de J.

Pour faire une respiration en J, commencez simplement par inspirer profondément. Au lieu de le relâcher immédiatement, vous verrouillez presque votre souffle dans votre poitrine, tandis que vous poussez doucement. Visualisez-vous en train de baisser la respiration et de pousser votre bébé vers l'extérieur.

- Créez un environnement calme et relaxant

Une technique d'hypnonaissance qui est souvent négligée est de préparer le terrain pour la naissance. Tout comme une nuit romantique vous aide à vous sentir plus dans l'ambiance de l'intimité avec votre partenaire, préparer soigneusement l'environnement dans lequel vous accouchez vous aidera à rester concentrée sur le processus en cours. Cela signifie différentes choses pour différentes mamans.

La plupart des mères hypnonaissantes aiment préparer des visuels avec leurs affirmations préférées, éteindre les lumières dans la pièce, s'assurer que la température est confortable, que les vêtements qu'elles portent sont confortables (au revoir chemise d'hôpital) et qu'il y a de la musique qui les aide à rester calmes et détendues.

Certaines mamans choisissent également des parfums comme la lavande, la sauge sclarée ou la bergamote à diffuser également dans leur chambre.

Il est temps d'emménager dans la salle d'accouchement ! Comme c'est excitant !

Le but est bien sûr de rester aussi calme et confiante que possible mais avouons-le, la plupart des salles d'accouchement ne sont pas exactement les endroits les plus somptueux ! Surtout si c'est votre première fois ou si vous avez déjà vécu des expériences moins que souhaitables, la simple vue de la salle d'accouchement pourrait suffire à faire augmenter votre rythme cardiaque.

Il va sans dire que l'environnement qui nous entoure nous aide ou nous gêne dans ce que nous ressentons. En tant que tel, votre environnement de naissance peut affecter votre expérience du travail et de l'accouchement. L'environnement d'accouchement idéal est celui où vous vous sentez en sécurité et soutenue. Un endroit où vous êtes en grande partie tranquille avec votre vie privée et une température confortable.

Pendant que je respirais calmement à travers mes contractions dans la salle d'accouchement de mon hôpital avec mon premier-né, j'ai entendu une femme accoucher à côté et crier. Heureusement, quelques instants plus tard, nous avons entendu le glorieux premier cri de leur adorable bébé et j'ai pu garder la tête froide. Grâce à mon éducation et à ma force mentale, je n'ai pas laissé cela me déstabiliser et j'ai continué à profiter d'une expérience d'accouchement incroyable et sans douleur. Mais oui, le silence c'est bien !

Il est intéressant de noter que « les lieux d'accouchement alternatifs, tels que les centres de naissance (ou à domicile), sont associés à des niveaux d'intervention réduits et à une expérience positive du travail et de l'accouchement pour les femmes ». J'aimerais voir de plus en plus de femmes être accompagnées pour accoucher calmement, en toute confiance et naturellement dans le cadre de leur choix. Quel que soit l'endroit où vous prévoyez d'accoucher, réfléchissez à la manière dont vous pouvez créer l'environnement le plus favorable.

Un environnement confortable pour accoucher vous aidera à rester détendue et cela est crucial pour permettre au processus physiologique du travail de se produire. Un mélange complexe d'hormones est libéré pendant les contractions- certains sont utiles, mais d'autres peuvent être destructrices, voire même ralentir les choses.

La peur et le stress peuvent "bloquer" le travail et créer un besoin d'interventions médicales. Si vous choisissez un environnement d'accouchement autre que votre domicile, envisagez de travailler à domicile aussi longtemps que possible et explorez les moyens de rendre la transition vers le centre de naissance ou l'hôpital aussi transparente que possible. La musique, les masques pour les yeux et le soutien continu du travail - comme une doula, un membre de la famille ou un ami - peuvent procurer une grande aide.

Alors pensez-y à l'avance - qu'est-ce que vous aimez et qu'est-ce qui pourrait vous aider de manière significative à vous sentir aussi détendue, calme et en contrôle autant que possible ?

2 - Conseils pour créer un environnement d'accouchement calme et confortable

Utilisez des articles tels que des tapis, des poufs, des coussins, des couvertures et/ou un ballon de naissance pour vous mettre à l'aise. Rappelez-vous que les positions verticales aideront votre travail à progresser. Continuez à bouger autant que vous le pouvez.

L'ambiance est plus importante pour certains que pour d'autres. J'étais tellement concentrée sur la tâche à accomplir que l'apparence de l'hôpital ne me dérangeait pas vraiment.

Mais vous préférerez peut-être un éclairage tamisé, des stores ouverts ou fermés. Si quelque chose vous dérange ou vous distrait, faites-le savoir et demandez si quelque chose peut être fait à ce sujet.

Portez des vêtements confortables ! Vous y avez probablement vécu de toute façon ces derniers mois et vous continuerez probablement à le faire en devenant mère, alors ne vous arrêtez pas maintenant !

Vous aimerez probablement avoir votre propre oreiller, peignoir, pantoufles, etc.

Peut-être avez-vous des chansons avec une signification particulière ? Peut-être avez-vous déjà médité sur quelque chose ou il y a un air ou un style de musique particulier que vous trouvez généralement apaisant et rassurant ? Pensez à cette mélodie qui vous permet de vous évader.

Il peut s'agir de musique classique, de jazz, de votre comédie musicale préférée, de la pop, de hip-hop, peu importe ! Préparez une liste de lecture à l'avance avec différents styles pour différents moments. Les airs plus rapides et plus vivants seront utiles dans les premiers stades.

Quoi d'autre vous mettrait à l'aise ? L'accouchement est une expérience pour tout le corps et vos sens sont aiguisés, alors utilisez-les à votre avantage - ils peuvent aussi être une grande distraction. Avez-vous ou pourriez-vous explorer des huiles essentielles pures de haute qualité que vous pourriez diffuser dans votre chambre d'accouchement (ou déposer quelques gouttes sur des cotons) ?

Des parfums spécifiquement relaxants, vivifiants ou simplement votre parfum préféré ? L'important est alors d'utiliser cette huile, d'établir une connexion avec elle (vérifiez qu'elle est sans danger pendant la grossesse !), de l'utiliser chaque fois que vous vous détendez : dans le bain, au coucher, pendant un massage… et vraiment construire ce conditionnement.

Même un jouet en peluche préféré de votre enfance ou celui que vous avez préparé pour votre précieux animal de compagnie peut offrir un confort rassurant et aider le flux d'ocytocine.

Bon nombre de ces outils pour vous aider à rester calme et à vous sentir en confiance sont à utiliser à tout moment avant votre accouchement - à la maison, dans la voiture, où et quand vous en avez besoin.

Ensuite, il y a votre équipe d'encouragement.

Votre équipe de soutien vous aide grandement à créer un environnement d'accouchement calme et confortable. Réfléchissez bien à qui vous aurez dans la salle d'accouchement avec vous. Évidemment, il y aura votre équipe médicale, mais cela vaut la peine de demander quelle est leur politique concernant les étudiants médecins/sage-femmes, etc.

La dernière chose dont vous avez besoin est une tribu entière d'étrangers qui vous observent et prennent des notes !

Envisageriez-vous d'embaucher une doula ? De plus en plus populaire, le rôle d'une doula est de vous soutenir et de vous aider, vous et votre partenaire, et leurs statistiques sont très impressionnantes : beaucoup moins de risque de césarienne, moins/pas de sensation de douleur et de soulagement de la douleur, un risque considérablement accru d'accouchement vaginal spontané et être satisfait de l'expérience de la naissance.

Ensuite, il y a votre partenaire et peut-être un membre de la famille ou un ami avec qui vous vous sentez complètement à l'aise (c'est la clé !). Si vous allez avoir quelqu'un d'autre que votre partenaire avec vous dans la salle d'accouchement, assurez-vous qu'il s'agit de quelqu'un qui vous renforcera en confiance, en soutien et en vous encourageant, quelqu'un qui connaît et respecte vos souhaits d'accouchement.

Un petit conseil : faites de votre mieux pour parler gentiment à toutes les personnes qui vous soutiennent (personnel, famille et amis), peu importe comment vous vous sentez - cela contribuera à maintenir une atmosphère calme et aimante.

Si quelqu'un a la capacité ou est susceptible de vous rendre anxieux, ne le faites pas venir. Et, à mon humble avis, personne ne force le passage dans votre espace de livraison - c'est vous qui décidez ! C'est un moment incroyablement spécial pour les deux personnes qui ont créé ce précieux bébé et vous seul décidez si quelqu'un d'autre partage cette expérience unique avec vous.

Une dernière suggestion. Le moment venu, réfléchissez bien qui vous informerez du fait que vous avez des contractions, le cas échéant. Bien sûr, parlez-en à autant de personnes que vous le souhaitez, mais assurez-vous qu'elles sont dignes de confiance (c'est-à-dire qu'elles garderont le silence jusqu'à ce que vous l'annonciez), qu'elles vous soutiennent et qu'elles ne soient pas gênantes. Les parents peuvent être merveilleux. Une sœur ou une petite amie proche qui se bat pour vous, qui a vécu elle-même l'accouchement, peut être extrêmement encourageante et édifiante. Mais la dernière chose que vous voulez ou dont vous avez besoin est un déluge d'appels, de SMS, etc. d'autres personnes bien intentionnées se demandant comment vous allez, si vous avez déjà eu le bébé, etc. C'est votre merveilleuse nouvelle à partager lorsque vous êtes prête.

3. Le moyen idéal pour une grossesse et un accouchement sereins

Vers la 18e semaine de votre grossesse, votre bébé commencera à entendre les sons de votre corps, tels que les battements de votre cœur et les grondements de votre estomac. À 26 semaines, un bébé est capable de réagir aux bruits à l'intérieur et à l'extérieur du corps de sa mère et être apaisé par le son de sa voix.

Le bruit extérieur que votre bébé entend à l'intérieur de l'utérus représente environ la moitié du volume que nous entendons. Cependant, les bébés à naître peuvent encore sursauter et pleurer s'ils sont exposés à un bruit fort et soudain.

Voici quelques éléments qui pourraient vous aider, vous et votre bébé, à commencer à former un attachement avant la naissance.

Parlez et chantez à votre bébé, sachant qu'il peut vous entendre.

- Touchez et frottez doucement votre ventre ou massez-le.

- Répondez aux coups de pied de votre bébé. Au cours du dernier trimestre, vous pouvez pousser doucement contre le bébé ou vous frotter le ventre à l'endroit où le coup de pied s'est produit et voir s'il y a une réponse.

- Faites jouer de la musique à votre bébé. La musique qui imite un rythme cardiaque d'environ 60 battements par minute, comme les berceuses, est utile. Recherchez en ligne de la musique relaxante ou apaisante.

- Donnez-vous le temps de réfléchir, prenez un bain chaud et pensez au bébé. Ecrivez un journal ou des histoires au bébé sur ce que vous vivez.

- Passez une échographie. Voir votre bébé bouger dans l'utérus est une expérience poignante pour les parents et peut les aider à créer des liens avec le bébé, car cela peut soudainement sembler "réel".

- Détendez-vous, prenez soin de vous et essayez de ne pas stresser. Les preuves montrent que si une mère se sent moins stressée pendant sa grossesse, les résultats pour la santé du bébé sont meilleurs. Votre partenaire ou un ami proche vous seront utiles si vous avez besoin de parler à quelqu'un.

Vous constaterez qu'au lieu d'être excitée par la naissance de votre bébé, vous vous sentez stressée et confuse. Vos sentiments pendant la grossesse sont susceptibles d'affecter aussi le bébé. Par exemple, si vous vous sentez stressé, le rythme cardiaque du bébé réagira et augmentera potentiellement.

Parlez à quelqu'un de vos sentiments et posez des questions lorsque vous voyez votre équipe de maternité. Essayez d'élargir votre réseau de soutien et rencontrez d'autres futures mamans pour partager vos expériences. Essayez de prendre soin de votre santé et de votre bien-être et assurez-vous de vous reposer et de vous détendre suffisamment.

Si vous avez déjà eu un problème de santé mentale ou si vous ressentez des sentiments différents de ceux que vous ressentez habituellement, vous devriez consulter votre médecin dès que possible. Une gamme de traitements peut aider, y compris la thérapie psychologique et certains antidépresseurs qui peuvent être utilisés en toute sécurité pendant la grossesse pour la dépression modérée à sévère. Votre médecin vous dira lesquels sont sans danger ou vous suggérera un autre moyen de vous aider.

Si vous preniez déjà un antidépresseur avant de tomber enceinte, votre médecin peut vous conseiller de continuer à prendre cet antidépresseur. Vous et votre médecin pouvez décider que c'est le moyen le plus efficace d'aider votre bébé à prendre le meilleur départ dans la vie et cela peut vous donner les meilleures chances de créer des liens avec votre bébé.

N'oubliez surtout pas de vous relaxer pendant cette phase, vous pouvez utiliser des affirmations positives, visualiser votre bébé en parfaite santé, jouer dans votre imagination, l'expérience de l'accouchement idéal que vous voulez avoir.

Chapitre 9 : Les positions conseillées pour pratiquer l'hypnonaissance

C'est le jour de la naissance de votre bébé et vous êtes remplie d'appréhension et d'excitation et vous vous préparez vivre un évènement intense et fabuleux. Alors, vous commencez à vous positionner, mais comment faites-vous exactement ?

Quelles sont les bonnes positions d'accouchement ?

1. Mieux que le meilleur

Quelle est la meilleure position d'accouchement ? En fait, de nombreuses femmes enceintes changent de position pendant l'accouchement. Votre corps sait ce qui est le mieux pour vous, mais il y a certaines choses à garder à l'esprit lorsque vous préparez votre guide du jour de l'accouchement .

Vos canaux de naissance ont la forme d'un "J". Votre bébé descend, puis remonte sur votre bassin, mais si vous vous allongez sur le dos, votre bassin se ferme de 30 %, ce qui peut rendre l'accouchement plus long et plus douloureux.

2. Positions d'accouchement et santé

Les positions d'accouchement actives rendront le travail plus court et plus efficace. Il réduit les sensations à un niveau confortable, atténue la détresse de votre bébé, rend votre accouchement plus facile et plus rapide, implique activement votre partenaire et réduit les traumatismes à la naissance.

• Pendant les surtensions, soulevez vos fesses et penchez-vous en avant pour augmenter le confort.

• Au repos, placez vos pieds plus bas que vos fesses pour garder votre bassin ouvert (il est recommandé de s'asseoir sur une chaise ou un ballon).

• Votre bassin s'ouvrira plus largement si vos genoux sont plus bas que vos hanches.

• Le balancement peut augmenter le confort et diminuer la douleur.

3. Quand on travaille

Lorsque vous êtes en position verticale, la gravité vous aidera à améliorer votre travail. Entre vos poussées, essayez de vous tenir debout, marcher ou vous pencher d'avant en arrière pour détendre votre dos et votre colonne vertébrale.

Vous pouvez également vous balancer en rythme avec l'aide de votre partenaire ou de votre sage-femme.

S'agenouiller à quatre pattes atténue la pression sur votre dos et aide le bébé à pivoter vers la position la plus favorable : l'occiput antérieur.

Mieux vaut s'asseoir sur une chaise ou sur un ballon d'exercice que s'asseoir sur un lit. Bouger vos hanches d'avant en arrière peut également être très utile. Si vous souhaitez vous asseoir pendant ou entre vos poussées, asseyez-vous les jambes croisées sur le sol, sur un fauteuil inclinable ou à bascule pour un meilleur confort. Vous pouvez également vous asseoir dans le bain avec vos genoux levés.

Il est possible pour une femme enceinte de s'accroupir. Cela élargira votre bassin et facilitera la descente de votre beau bébé.

Se coucher à plat sur le dos n'est pas avantageux lors de l'accouchement, donc allongez-vous sur le côté, le corps légèrement recourbé. Cela réduira votre fatigue et augmentera votre confort. Il s'agit d'une position recommandée pour un travail plus long lorsque la mère a besoin de temps pour se reposer et se détendre.

Votre partenaire ou votre sage-femme doit connaître vos préférences et votre état de santé afin de pouvoir vous aider à acquérir les bonnes positions d'accouchement pendant votre travail.

4. FAQ

Vous vous posez des questions sur l'hypnonaissance ? Voulez-vous savoir si cela vous convient, quelqu'un l'a-t-il déjà essayé ou quelles sont les questions les plus courantes que les gens posent. Si oui, cet article est fait pour vous ! Nous aborderons ces points et bien d'autres afin de donner aux femmes enceintes toutes les informations dont elles ont besoin pour qu'elles puissent décider si l'hypnonaissance leur convient.

- L'hypnonaissance est-elle faite pour moi ?

Si vous cherchez à vivre une grossesse avec moins de douleur, moins d'interventions médicales et une expérience plus détendue (à la fois physiquement et émotionnellement), alors l'hypnonaissance vous conviendra. L'hypnose aide à contrôler la réponse de votre corps au processus d'accouchement, à réduire l'inconfort pendant les contractions du travail et à offrir une plus grande tranquillité d'esprit en aidant les futures mères à se sentir plus en sécurité dans leur corps tout en favorisant un accouchement plus facile.

- Quels sont les avantages de l'hypnonaissance ?

Certains des nombreux avantages potentiels associés à l'utilisation de ces techniques comprennent des capacités d'adaptation plus efficaces, un environnement plus calme pendant l'accouchement ainsi qu'après grâce à moins d'anxiété et de tension des deux côtés du lit d'accouchement : réduction du besoin de médicaments / techniques de gestion de la douleur tels que l'anesthésie ou la péridurale, qui peuvent entraîner des effets secondaires indésirables et des risques, ainsi qu'un temps de liaison plus tranquille entre la mère et le bébé après l'accouchement.

Ces méthodes réduisent également certains problèmes courants qui accompagnent souvent les premières expériences d'accouchement, comme les déchirures, les épisiotomies (incisions chirurgicales pratiquées dans les tissus vaginaux), les difficultés à uriner, à déféquer ou les saignements abondants après la naissance.

- Est-ce sûr ?

Oui ! L'hypnose est généralement considérée comme l'une des formes de médecine alternative les plus sûres disponibles aujourd'hui, car aucun effet secondaire négatif n'est associé à sa pratique (en particulier lorsqu'elle suit des suggestions spécifiques de professionnels formés comme ceux qui pratiquent à The Birthing Suite).

Il a également été noté que les bébés nés via des techniques d'hypnonaissance semblent plus alertes et actifs tout de suite, ce qui suggère qu'ils peuvent mieux gérer le stress que les autres enfants qui ont connu des processus d'accouchement douloureux, ce qui provoque un état de choc chez les nouveau-nés.

• Quelqu'un peut-il l'apprendre ?

Oui ! L'hypnose est un état de transe dans lequel les individus se concentrent sur eux-mêmes tout en suivant les suggestions spécifiques de leur hypnotiseur. Peu importe à quel âge quelqu'un commence à apprendre ces techniques, cela ne nécessite pas non plus de talents ou de compétences uniques, car la plupart des gens peuvent y accéder grâce à des cours dispensés par des professionnels certifiés qui ont été formés spécifiquement sur la meilleure façon de guider les femmes enceintes vers cet état détendu pendant les préparatifs de l'accouchement. De plus, de nombreux hommes affirment que les premières étapes proposées avant la naissance fonctionnent tout aussi bien pour réduire l'anxiété, la tension et même les craintes de leurs femmes à l'idée d'accoucher.

• Puis-je le faire seule ?

Bien que les futures mères puissent apprendre ces techniques par elles-mêmes, l'idéal serait de suivre des cours dispensés par des professionnels certifiés, car ils sont formés pour aider les femmes à atteindre l'hypnose pendant les préparatifs de l'accouchement. Ces cours sont généralement dispensés sur une série de semaines ou de mois, selon l'état d'avancement de sa grossesse (avec des séances privées disponibles sur demande). Cela garantira que vous avez toutes les compétences nécessaires lorsque votre bébé est prêt à arriver afin que vous puissiez vous concentrer sur vous-même sans crainte ni stress empêchant votre corps de réagir naturellement comme prévu ! Enfin, l'implication en classe vous aide à éviter d'être submergée et garantit que vous serez en mesure de pratiquer ces techniques efficacement pendant votre préparation à l'accouchement.

- Les applications d'hypnonaissance sont-elles bonnes ?

Il existe de nombreuses applications d'hypnonaissance. Certaines personnes vont aux cours, et d'autres préfèrent le confort et la flexibilité de le faire depuis leur domicile pour le faire chaque fois qu'elles ont du temps libre pendant la journée ou la nuit. Sans oublier que l'utilisation d'une application d'hypnonaissance est moins chère que d'aller à un cours en face à face.

La qualité du contenu n'est pas nécessairement corrélée au prix que vous payez, mais si l'argent est un problème, alors économiser de l'argent en utilisant des applications d'hypnonaissance s'avèrera très pratique. Assurez-vous simplement que d'autres clients satisfaits ont essayé cette application particulière avant de prendre une décision d'achat.

Vous pouvez également utiliser différents outils à votre disposition pour créer ou vous préparer mentalement et émotionnellement à la fête du travail : musique, pistes de méditation (il y en a beaucoup de gratuites disponibles en ligne) et vidéo d'hypnose.

Peu importe le type d'outils que vous décidez d'utiliser tant qu'ils vous aident à vous détendre pendant ces derniers mois précédant l'accouchement afin que l'accouchement soit moins une expérience effrayante et plus une expérience stimulante.

- L'hypnonaissance est-elle de l'hypnose

Oui. Cependant, plutôt que de tirer son pouvoir des séances d'hypnose elles-mêmes, elle tire son pouvoir du rituel effectué au cours de ces séances. Donc, encore une fois, il s'agit de donner aux femmes les moyens de faire ce qu'elles doivent faire pour avoir un accouchement naturel.

Le concept de "l'accouchement naturel" n'est pas nouveau et existe depuis des siècles sous de nombreuses formes/pratiques à la fois à l'intérieur et à l'extérieur des cultures occidentales. Cependant, le premier praticien que les occidentaux modernes reconnaîtraient était Grantly Dick-Read, qui a inventé le terme « accouchement naturel » en 1942 à la suite de ses recherches anthropologiques sur les pratiques d'accouchement dans le monde au cours des années 1930 et 1940.

Cette question porte davantage sur les méthodes de guérison naturelles qui sont utilisées pour soulager la douleur ou à d'autres fins thérapeutiques plutôt que sur la définition de facteurs liés explicitement à l'hypnonaissance.

Cependant, la prémisse principale de l'hypnose est qu'elle facilite l'accès à votre esprit subconscient. En ce qui concerne le soulagement de la douleur lors de l'accouchement, cela peut être utilisé par de nombreuses femmes qui suivent un cours HypnoBirthing (ou une application) parce qu'elles ont appris à utiliser des images et des mots (dans leur esprit) liés à des sentiments de relaxation profonde ou de "naissance sans douleur".

CONCLUSION

Ce ne sont là que quelques-uns des avantages associés à l'hypnonaissance, c'est pourquoi toute personne à la recherche d'options d'accouchement naturel devrait envisager de pratiquer ces techniques de relaxation et de respiration avant leur date d'accouchement. Cela les aidera à se sentir plus détendues lors de la phase de préparation à l'accouchement et mieux équipées pour prendre des décisions importantes quand le grand jour arrivera.

Bien sûr, cela ne signifie pas nécessairement que tout le monde doit utiliser ce processus d'accouchement alternatif. Cependant, si cela ne vous dérange pas de suivre des instructions spécifiques tout au long de votre grossesse, alors il n'y a aucune raison de ne pas lui donner une chance !

Il est également important de noter que décider de s'engager dans l'hypnonaissance ne vous oblige pas à renoncer à des interventions médicales telles que la péridurale et les césariennes si votre médecin/sage-femme les juge nécessaires.

Cela dit, il s'agit en fin de compte de trouver un moyen de rendre l'expérience plus confortable et moins stressante, qu'il s'agisse ou non de procédures d'accouchement traditionnelles.